© Anja Winkelmann 2018

Alle Rechte vorbehalten.
Nachdruck, auch auszugsweise, verboten.
Kein Teil dieses Werkes darf ohne schriftlich Genehmigung
des Autors in irgendeiner Form reproduziert, vervielfältigt oder
verbreitet werden.
Anja Winkelmann, Dorfstr. 14, 39175 Menz
Covergestaltung: Anja Winkelmann

Schwanger werden & Hypnose

# Endlich vom Kinderwunsch zum Wunschkind

Anja Winkelmann

| | |
|---|---:|
| **EINLEITUNG** | **7** |
| **DER KÖRPER** | **10** |
| **Und jetzt ein Baby!!** | **10** |
| **Blumen und Bienen** | **13** |
| **Der Eisprung** | **18** |
| Zervixschleim | 18 |
| Mittelschmerz | 20 |
| Basaltemperatur | 22 |
| Ovulationstest | 24 |
| **Organische Probleme der Eileiter oder der Gebärmutter** | **26** |
| Hormonelle Probleme | 27 |
| Zu kurze zweite Zyklusphase | 28 |
| Kein Eisprung | 28 |
| PCOS - Polyzystisches Ovarial Syndrom | 29 |
| Zu geringe Spermienzahl, zu unbewegliche Spermien | 29 |
| Was du noch tun kannst | 30 |
| **Wenn der Storch streikt** | **32** |
| Intrauterine Insemination | 33 |
| In-Vitro Fertilisation (IVF) | 34 |
| Intrazytoplasmatische Spermieninjektion (ICSI) | 35 |
| Kryokonservierung | 36 |
| **Naturheilmittel** | **38** |
| Himbeerblättertee | 39 |
| Ovaria Comp | 39 |
| Bryophyllum | 40 |
| Mönchspfeffer | 40 |
| Frauenmantel | 40 |
| Corpus luteum | 41 |
| Sepia | 41 |
| **Erfolgsquoten** | **42** |
| Fehlgeburten | 44 |
| **DIE SEELE** | **47** |
| Kontrolle | 48 |
| Druck von innen | 50 |
| Druck von außen | 51 |
| Angst | 53 |

| | |
|---|---:|
| ZEITDRUCK | 55 |
| SEHNSUCHT | 57 |
| UNVOLLKOMMENHEIT | 59 |
| NEID | 61 |
| GEDULD | 63 |
| MOTIVE KLÄREN | 65 |
| ZWEIFEL | 68 |
| SELEKTIVE WAHRNEHMUNG | 71 |
| GLAUBENSSÄTZE | 73 |
| EINFACH NICHT DARAN DENKEN | 78 |
| STRESS | 80 |
| DIE FRAU HAT MEHR VERANTWORTUNG? | 84 |
| ES GEHT IN WAHRHEIT GAR NICHT UMS SCHWANGER WERDEN | 86 |

| | |
|---|---:|
| **HYPNOSE** | **88** |
| **WAS IST HYPNOSE** | **88** |
| ENTSPANNUNG | 89 |
| ZUVERSICHT | 89 |
| BLOCKADEN HERAUSFINDEN | 90 |
| GEFÜHLE MANAGEN | 90 |
| DEINEN KÖRPER UNTERSTÜTZEN | 90 |
| **MYTHEN** | **91** |
| IST MAN DA SO RICHTIG WEG? | 91 |
| BIN ICH DA FREMDGESTEUERT? | 93 |
| DAS UNTERBEWUSSTSEIN | 94 |
| AUFDECKEND UND ZUDECKEND | 96 |
| SUGGESTIONEN | 98 |
| INNERE BILDER / VISUALISIERUNG | 99 |
| GEFÜHLE | 100 |
| ZAUBEREI | 101 |
| **SELBSTHYPNOSE** | **103** |
| **DIE STRUKTUR DER HYPNOSE** | **106** |
| DIE EINLEITUNG | 106 |
| DIE VERTIEFUNG | 106 |
| SUGGESTION / VISUALISIERUNG | 107 |
| AUSLEITUNG | 107 |
| **VIELE WEGE FÜHREN NACH ROM** | **109** |
| BODY SCAN | 109 |

| | |
|---|---|
| Klassische Einleitung | 112 |
| Pica-Pica-Atmung | 113 |

## **PRAXISTEIL**     **114**

### **Bist du bereit für Zauberei?**     **114**

| | |
|---|---|
| Die unsichtbare Nabelschnur | 114 |
| Realistische Darstellung | 115 |
| Realistische biologische Vorstellung | 116 |
| Bestellung beim Storch | 116 |
| Das erste Kinderzimmer | 117 |
| Die weise Frau | 117 |
| Lass dich auswählen | 118 |

## **ZUM ABSCHLUSS**     **119**

# Einleitung

Liebe Bald-Mama,

schön, dass du da bist und dass du bereit bist, dich auf diese Art und Weise mit dem Schwangerwerden auseinanderzusetzen. Das zeigt, dass du spürst, es geht nicht nur um Eizelle, Sperma und Biologie!

Warum ich dich Bald-Mama nenne? Weil es die Wahrheit ist! Wenn du dieses Buch liest und das eine oder andere umsetzt, steht nicht mehr viel zwischen dir und deinem Wunschkind. Natürlich kann auch dieses Buch dir kein Baby in den Bauch zaubern, es kann dir aber ein paar wirklich tolle Wege zeigen, wie du den Weg frei machst, um schwanger zu werden.

Ein paar Worte zu mir: Ich arbeite seit vielen Jahren in meiner Privatpraxis für Hypnosetherapie und begleite dort unter anderem viele Paare und vorrangig Frauen auf dem Weg zum Wunschkind. Diese Thematik ist für mich eine Herzensangelegenheit. Nicht nur, weil ich mich freue, wenn die Familien mir dann eine Schwangerschaft oder Geburt verkünden, sondern weil ich sehr dankbar bin, ein Teil dieses neuen Lebens zu sein.
Scherzhaft sage ich dann immer: Ach, schau mal, ich habe wieder ein Baby gemacht!

Das ist natürlich nicht ganz die Wahrheit. Denn ein Baby machen immer noch Mama und Papa!

Oder Mama und Mama oder Papa und Papa und der Arzt und die Medizin und eben auch ein bisschen ich.

Es erfüllt mich mit Ehrfurcht, den Wandel der Frauen zwischen der ersten und der letzten Sitzung zu unterstützen. Von jemandem, der oft mit einer großen Unsicherheit und vielen Zweifeln und Ängsten kommt, zu jemandem, der in sich ruht - sicher, dass auch sie eines Tages ein Kind haben wird.

Vielleicht war es dir bisher noch gar nicht klar, dass Hypnose beim Kinderwunsch helfen kann. Viel zu sehr hängen wir in der Biologie und in der Medizin fest. Beim richtigen Zeitpunkt oder bei der richtigen Methode.
Wir werden zu nervösen Bündeln und könnten an die Decke gehen, wenn uns nur noch einmal jemand sagt: "Entspann dich mal!"

Warum und wie genau dir die Hypnose dabei helfen kann, Mama zu werden, werde ich dir in diesem Buch vorstellen. Dabei geht es unter anderem um Entspannung, aber eben auch um viel mehr.

Mein Ziel ist es, dass du von nun an gelassener werden kannst und Zuversicht findest auf diesem Weg.

Bevor ich es vergesse: Zu diesem Buch erhältst du eine kostenlose Hypnose MP3. Diese findest du unter folgendem Link:

[www.avicosa.de/schwanger-werden/](www.avicosa.de/schwanger-werden/)

Von Herzen alles Liebe für dich
Anja Winkelmann

# Der Körper

## Und jetzt ein Baby!!

Ich weiß ja nicht, wie sich dieser Gedanke bei dir manifestiert hat. Wolltest du schon immer Kinder? Oder liegt es jetzt am richtigen Zeitpunkt? Vielleicht hast du den richtigen Partner gefunden und hast das Gefühl, dass ihr eine Familie werden solltet?
Oder ist es so, dass du aus ganz rationalen Gründen entschieden hast, jetzt Mutter werden zu wollen? Ist es, weil alle anderen es auch gerade machen?

Egal, welche Beweggründe du hast, eins ist klar: Der Zeitraum von dieser Entscheidung bis zum fertigen Baby in der Wiege kann unterschiedlich lang sein. Die Zeitspanne liegt irgendwo zwischen "Hoppla, das ging jetzt doch schnell." und "Warum dauert es so zermürbend lange?".

Je länger wir mit unserem unerfüllten Kinderwunsch "schwanger gehen", umso ungeduldiger und verzweifelter werden wir auch. Wir sind es in der heutigen Zeit einfach nicht mehr gewohnt, sehr lange auf etwas warten zu müssen. Wann immer wir etwas Neues möchten, können wir sofort damit anfangen. Ob wir einen neuen Teppich online bestellen, der uns morgen geliefert wird, oder ob wir etwas über ein bestimmtes

Thema erfahren wollen. Die Infos dazu sind nur zwei Klicks entfernt.
Wir sind es im digitalen Zeitalter gewohnt, dass immer alles ziemlich schnell geht.

Und auch unsere Lebensplanung sieht meist so aus, dass wir genaue Pläne machen können, wann wir wie was machen. Abi, Studium, Heirat, Haus. Alles planbar und mit ein wenig Fleiß auch machbar.
Und dann kommt der Lebensplanungspunkt Kind und dann geht es plötzlich nicht so schnell, wie wir es uns wünschen.
Und während manchmal Monate oder sogar Jahre vergehen, bis es klappt, fragen wir uns, warum wir überhaupt so lange verhütet haben.

Wenn sich der Kinderwunsch nicht so schnell einstellt, wie wir es uns wünschen, kommen wir häufig in Kontakt mit einer Palette an Gefühlen, auf die wir gut und gern verzichten könnten.
Druck, Ärger, Unsicherheit, Zweifel, Ängste, Neid, Traurigkeit und so weiter und so fort.
Dabei wünschen wir uns doch eigentlich nur das normalste von der Welt - ein Baby!

Wenn es nicht sofort klappt, führt die Suche meist ins Internet und plötzlich stellt man fest: Ich bin nicht allein! Da gibt es tausende von Frauen, deren Kinderwunsch derzeit noch unerfüllt ist. Das spendet zwar im ersten Moment Trost, doch das Problem löst es nicht.

"Um ein Kind zu zeugen, braucht es ein kleines Wunder!" sagte mir mal der Chefarzt einer Kinderwunschklinik.
Und Recht hat er! Denn wir wollen ja auch ein kleines Wunder zeugen.

Und dennoch können wir dem Glück auf die Sprünge helfen und das auf unterschiedlichste Art und Weise. Ich werde dir im ersten Teil dieses Buches einige Dinge über die körperlichen Aspekte des Schwangerwerdens näher bringen und im zweiten Teil werden die seelischen Aspekte des Schwangerwerdens thematisiert.
Im dritten und letzten Teil des Buches erhältst du dann praktische Anleitungen, um auf seelische Art und Weise den Weg zum Wunschkind frei zu räumen.

Doch zunächst widmen wir uns deinem Körper.

# Blumen und Bienen

Ich habe lange nachgedacht, ob man in solch einem Buch wirklich nochmal darlegen sollte, wo die kleinen Kinder herkommen. Aber ich finde schon, dass es eben gar nicht so schlecht ist, wenn man weiß, wie das mit der Biologie funktioniert.
Nun bin ich keine Ärztin und sicher die falsche Ansprechpartnerin, wenn es um die richtige Medikation bei einer bestehenden Gelbkörperschwäche geht, aber damit wir alle auf dem gleichen Wissensstand sind, möchte ich die Vorgänge im Körper bei der Zeugung eines Kindes dennoch ansprechen.

Grundvoraussetzung ist natürlich eine Eizelle von der Frau und der Samen vom Mann. Wer hätte das gedacht?!
Doch so einfach ist das oftmals gar nicht. Neben der Qualität der Eizelle und des Samens und dem richtigen Zeitpunkt spielen noch zahlreiche andere Faktoren eine Rolle.
Doch von vorn.
Der Zyklus der Frau, der im Idealfall 28 Tag lang ist, beginnt am Tag 1 mit der Menstruation.
Wobei man bei den 28 Tagen wirklich vom Ideal ausgeht. Ideal heißt aber nicht unbedingt perfekt geeignet fürs Kindermachen.
Die Tage der Menstruation nutzt die Gebärmutter, um sich hübsch zu machen. Zyklusputz sozusagen. Der ganze alte Müll kommt vor die Tür und das erste Kinderzimmer wird bezugsfertig gemacht.

Währenddessen macht sich so langsam die weibliche Eizelle bereit.
Das Spannende daran ist, dass wir Frauen schon mit einer gewissen Grundausstattung auf die Welt kommen. Wir tragen zu unserer Geburt schon alle Eizellen in uns. Später, wenn wir zeugungsfähig werden, reifen diese dann immer nur noch heran.

Und während die Gebärmutter also Großputz macht, reift eine Eizelle (in seltenen Fällen auch 2 oder mehr) in den Eierstöcken heran.
Etwa zur Mitte des Zyklus, etwa um den 14. Tag herum, findet der Eisprung statt. Das Ei platzt dabei aus dem sogenannten Follikel. Das ist im Prinzip zu vergleichen mit dem Geschenkpapier, das um ein Geschenk gewickelt ist. Das Ei wandert durch den Eileiter in die Gebärmutter und macht es sich, solange es noch nicht befruchtet wurde, dort gemütlich. Das alte Geschenkpapier, also die Follikelhülle, wird auch als Gelbkörper bezeichnet. Es beginnt damit, Progesteron zu produzieren. Dieses Hormon sorgt dafür, dass im Falle einer Befruchtung des Eis die Schwangerschaft auch bestehen bleibt.

Während dein Ei sich nun also irgendwo in den weichen Wänden deiner Gebärmutter ein wenig ausruht, machen sich eine Armee Hoffnungsträger auf den Weg.

Das männliche Ejakulat enthält etwa 20 - 150 Millionen Spermien.

Und die haben alle nur ein Ziel: Die Eizelle!
Doch leider sterben von diesen vielen tapferen Schwimmern bereits 90 % im sauren Milieu der Scheide ab, weitere 5 % biegen in den falschen Eileiter ab.
Mutter Natur hat diesen Prozess schon sehr gut eingerichtet, denn nur die kräftigsten und wendigsten kommen bei der Eizelle an und nur einer (sehr selten 2) gewinnt das Rennen.

Der Weg zum Ei ist ja nicht gerade ungefährlich und kurz. Deshalb unterstützt die weibliche Eizelle die Samenfäden mit einem eindrücklichen Trick.
Die Eizelle sendet Lockstoffe aus (Chemotaxine). Diese enthalten einen Duftstoff, der unter anderem im Maiglöckchen-Duft vorkommt.
Ist das nicht raffiniert?

Wie du sicher weißt oder spätestens jetzt erfährst, sollten sich Eizelle und Spermien möglichst gleichzeitig am gleichen Ort befinden.
Und dieses Zeitfenster ist gar nicht mal so groß.
Die Lebensdauer einer Eizelle liegt bei 12 bis 18 Stunden.
Die Samenfädchen des Mannes hingegen überleben im Bestfall bis zu 5 Tage!
Die Samenzellen brauchen für 1 cm Weg etwa 6 Minuten. Also auch hier dauert es etwas, bis Ei und Samen endlich vereint sind.

Ich möchte dich schon an dieser Stelle darauf aufmerksam machen, dass die Natur mit einer gesunden Schwangerschaft ein richtiges Wunder geschehen lässt. Und Wunder brauchen manchmal etwas Zeit.

Um schwanger zu werden und diese engen Zeitfenster optimal auszunutzen, lohnt es sich also, schon vor dem eigentlichen Eisprung die Samenzellen auf den Weg zu schicken.
Da die Samen ja bis zu 5 Tage überleben können, kuscheln sie sich in die Gebärmutter und Eileiterwand und lauern unserer Eizelle sozusagen auf.

Ein lustiges Detail dabei: Die Samenzellen, die Jungs zeugen, die also das XY-Chromosom transportieren, sind etwas stärker und oft auch schneller. Die XX-Chromosomen-Samenzellen sind etwas langsamer, aber länger lebensfähig.
Es gibt Eltern, die diesen Umstand nutzen, um die Chance auf ein Mädchen oder einen Jungen zu erhöhen, in dem sie gezielt vor oder am Eisprung miteinander schlafen.
Aber ich schätze, jemandem, der einfach nur ein Baby möchte, ist es herzlich egal, ob es ein Mädchen oder ein Junge wird. Ich kann jedoch Eltern verstehen, die bereits 4 Kinder gleichen Geschlechts zu Hause haben, wenn sie dieser Methode eine Chance geben.

Wenn wir nun alle Faktoren zusammennehmen, ist die beste Zeit, um schwanger zu werden, etwa 72 Stunden vor dem Eisprung bis 24 Stunden danach.

In diesem Zeitraum empfehlen Mediziner, alle 2 Tage miteinander zu schlafen. Der Grund, warum man das nicht täglich tun sollte, liegt in der Spermienqualität. Gewissermaßen eine Erholungsphase, um wieder die Besten der Besten auf die Reise zu schicken.

# Der Eisprung

Weißt du, wann du deinen Eisprung hast?
Wenn ich mit Klientinnen am Kinderwunsch arbeite, können mir die meisten Frauen das nahezu bis auf die Minute sagen.
Zunächst gibt es mehrere Anhaltspunkte der puren Beobachtung.
Theoretisch könnte man sagen, der Eisprung liegt in der Mitte des Zyklus. Aber das ist wieder nur graue Theorie. Denn 1. woher soll ich denn wissen, wann die Mitte ist, wenn mein Zyklus unterschiedlich lang ist, und 2. können auch die Zyklushälften unterschiedlich lang sein.

Es muss also andere Wege geben, um zu erkennen, ob unser Eisprung ansteht.
Und so ist es auch.

**Zervixschleim**
Okay, das wird jetzt sehr plastisch, aber was soll's, was tut man nicht alles fürs Kind?!
Der weibliche Ausfluss - auch Zervixschleim genannt - verändert sich im Laufe des Zyklus. Davon ist nicht nur die Menge sondern auch die Qualität betroffen.
Dieser Schleim kann klebrig und undurchsichtig sein oder klar und spinnbar. Spinnbar deutet darauf hin, dass du ihn zwischen zwei Fingern auseinander ziehen kannst. Genau dann bist du fruchtbar und deine Eizelle ist bereit zum

Absprung oder dieser steht kurz bevor. Der Zervixschleim erinnert in dieser fruchtbaren Zeit an flüssiges Eiklar.

Der Grund, dass sich dieser Schleim verändert, liegt darin, dass er im klaren Zustand das beste Mittel ist, um die Spermien passieren zu lassen. Außerdem fungiert er wie ein Nährstoff für die Spermien, denn er enthält spezielle Zuckerstoffe. Außerdem aktiviert der Schleim spezielle Eiweißsubstanzen im Kopf des Spermiums, die dafür sorgen, dass der Kopf überhaupt erst die Hülle des Eies durchstoßen kann.

Wenn du also bisher noch unsicher warst, wann genau deine fruchtbaren Tage sind, beobachte doch mal den Zervixschleim, er teilt dir das beste Date mit dem Spermium ziemlich genau mit.

**Mittelschmerz**

Viele Frauen berichten, dass sie spüren, wenn sie ihren Eisprung haben.
Dieser mache sich durch den sogenannten Mittelschmerz bemerkbar. Das bedeutet nicht, dass dieses Phänomen auch weh tun muss. Einige Frauen beschreiben ein Ziehen, andere ein Gefühl des Stechens, für manch eine Frau ist es unangenehm.
Der Mittelschmerz kann wenige Sekunden bis hin zu einigen Stunden dauern.
Er wird sehr unterschiedlich wahrgenommen, kann aber meist einer Seite, also einem Eierstock, zugeordnet werden. Es gibt aber auch Frauen, die einfach gar nichts merken. Auch dies ist wiederum weder gut noch schlecht oder gar ein Hinweis auf die Wahrscheinlichkeit, schwanger zu werden.

Der Mittelschmerz bereitet den Medizinern noch eines an Kopfzerbrechen, denn es gibt bisher nur Theorien, woher er kommt oder wie er entsteht. Diese Möglichkeiten sind aus medizinischer Sicht denkbar:

- Die Kapselspannung des Eileiters ist sehr hoch durch schnelles Wachsen des Follikels
- Das Platzen des Follikels selbst
- Die Reizung des Bauchfells durch das Austreten einer Flüssigkeit beim Platzen des Follikels

Fakt ist, der Mittelschmerz tritt um den Eisprung herum auf. Weitere Forschungen geben Hinweise, dass die meisten Frauen dieses Phänomen VOR dem Eisprung spüren.

**Basaltemperatur**
Ein Oldie but Goldie möchte man fast sagen. Denn das Ermitteln der fruchtbaren Tage über die Basaltemperatur ist eine der natürlichsten und verlässlichsten Methoden, um herauszubekommen, ob ein Eisprung stattgefunden hat.
Der kleine Haken an der Sache ist, dass man dies mit der Temperaturmethode immer erst nach dem Eisprung feststellen kann. Und dennoch möchte ich dir diese Methode ans Herz legen, denn sie ermöglicht dir, deinen Körper genau kennen zu lernen.

Diese Methode funktioniert folgendermaßen: Morgens, noch vor dem Aufstehen, misst man am besten oral die Körpertemperatur. Damit es zu keinen Verfälschungen kommt, am besten immer zur gleichen Zeit.

Deine Temperatur trägst du dann bitte in eine Tabelle ein. Du kannst das mittlerweile auch online machen. Wenn du einmal danach schaust, findest du sehr viele Seiten im Internet, die so etwas anbieten.
Aus deinen Einträgen entwickelt sich dann eine Kurve.
Innerhalb von 48 Stunden oder weniger, nachdem der Eisprung stattgefunden hat, kommt es zu einer sogenannten Hochlage.
Die Körpertemperatur steigt um mindestens 0,2 Grad.

Diese Hochlage bleibt bei einer Schwangerschaft bestehen. Du hast dann also eine Temperaturkurve, die in der ersten Zyklushälfte flacher ist als in der 2. Zyklushälfte.

Wenn es nicht zu einer Schwangerschaft gekommen ist, sinkt die Temperatur spätestens zur nächsten Menstruation wieder ab und der nächste Zyklus beginnt.

Du kannst also aus dieser Kurve recht gut erkennen, ob du schwanger geworden bist und ob bzw. wann du deinen Eisprung hattest.
Wenn du solch eine Temperaturkurve mal über einige Zyklen führst, wirst du sehr genau wissen, wann deine Eisprünge sind bzw. ob du einen hast. Denn auch das ist nicht immer der Fall.
Je älter die Frau ist, umso öfter hat sie einen sogenannten blinden Zyklus. Einen Zyklus ohne Eisprung. Doch keine Sorge, dies deutet eher auf die Natur der Sache hin, als auf eine Krankheit.

Wenn du dich dazu entschließen solltest, diese Methode anzuwenden, dann bedenke, dass sie sehr sensibel ist. Stress, Alkohol, zu wenig Schlaf oder auch das Messen zu unterschiedlichen Zeiten können die Ergebnisse verfälschen.

Solltest du jedoch trotz richtig durchgeführter Temperaturmessung bemerken, dass deine Zyklen unregelmäßig sind und dass die

Temperaturhochlage nur sehr selten stattfindet, sprich dies bitte bei deinem Frauenarzt/ärztin an.

### Ovulationstest

Im Technologiezeitalter stehen uns natürlich auch noch ganz andere Methoden zur Verfügung, als unseren Vorgängergenerationen. Zum Beispiel ein Ovulationstest. Diesen gibt es ähnlich wie Schwangerschaftstests in digitaler oder analoger Form.

Das einfachste ist ein einfacher Urintest in Form eines Papierstreifens, der auf das LH-Hormon reagiert. Dieses Hormon löst den Eisprung aus und seine Konzentration im Urin beginnt etwa 1 - 2 Tage vor dem Eisprung anzusteigen.
Je nach Bauart dieses Testes wirst du dann ablesen können, dass dein Eisprung kurz bevor steht. Das gleiche System wird auch in digitalen Ovulationstest genutzt. Dabei wertet dieser Computer auch den Anstieg des LH Hormons im Urin aus und zeigt dir dann auf einem schicken Display, ob es ein guter Tag ist, um ein Kind zu zeugen.

Du siehst, es gibt zahlreiche Möglichkeiten, den eigenen Körper zu verstehen und herauszufinden, ob und wann die besten Tage fürs schwanger werden sind.

Wenn du dich dafür entscheidest, eine dieser Varianten anzuwenden, dann sei bitte achtsam mit dir und lass es nicht in Stress ausarten. Warum das so wichtig ist, erzähle ich dir später.
Erkrankungen

Das Leben ist leider nicht immer fair. Zumindest fühlt es sich sehr unfair an, an einer Erkrankung zu leiden, die die Fruchtbarkeit einschränkt. Noch gemeiner ist es, wenn man glaubt, dass man gesund sei und sich plötzlich in einer Kinderwunsch-Behandlung wiederfindet, weil es doch ein medizinisches Problem gibt.

Ich möchte auch hier an dieser Stelle nochmal betonen, dass ich keine Ärztin bin. Und dennoch möchte ich dich dafür sensibilisieren, dass es Erkrankungen gibt, die deine Fruchtbarkeit oder die deines Partners einschränken können.
Wenn ihr länger als 1 Jahr lang am Kind bastelt und sich kein Erfolg einstellt, solltet ihr mal eure Ärzte aufsuchen, um euch mal durchchecken zu lassen.

## Organische Probleme der Eileiter oder der Gebärmutter

Dass die primären Geschlechtsmerkmale erkrankt sein könnten, wenn wir an fruchtbarkeitshemmende Erkrankungen denken, liegt am nächsten. Die gängigsten Probleme bestehen in Wucherungen oder der Durchgängigkeit der Eileiter.
Eine Ursache kann Endometriose sein. Das sind Wucherungen außerhalb der Gebärmutter, die die Eileiter blockieren können.
Auch eine Chlamydieninfektion, die dir vielleicht bisher noch nicht bekannt war (weil sie meist ohne Symptome verläuft), kann die Durchgängigkeit stören.
Und natürlich auch Wucherungen oder Zysten in der Gebärmutter.
Prinzipiell können wir uns mit einem bestehenden Kinderwunsch sehr freuen, in der heutigen Zeit zu leben, denn gegen all diese Erkrankungen gibt es Behandlungen und Therapien.
Also kein Grund, die Flinte ins Korn zu werfen!
Um dir etwas Mut zu machen: Unter meinen Klientinnen befinden sich viele Frauen, die trotz Endometriose schwanger geworden sind.

**Hormonelle Probleme**
Auch unsere Hormone oder besser gesagt deren Zusammenstellung kann es uns erschweren, unser Wunschkind in den Armen zu halten.
Es gibt etliche Varianten im Hormoncocktail, warum es bisher nicht geklappt hat. Eine Untersuchung und ein Bluttest bei deinem Gynäkologen/in wird dir sehr schnell Klarheit bringen, ob und wenn ja, woraus dein hormonelles Problem besteht.
Die meisten dieser Probleme sind behandelbar, also bleib erstmal gelassen, selbst wenn du eine ungünstige Diagnose erhältst.

Ich möchte dir hier die häufigsten hormonellen Probleme vorstellen:

## Zu kurze zweite Zyklusphase

Im Kapitel über die Temperaturmethode hast du ja schon gesehen, dass unser Zyklus aus 2 Phasen besteht. Die erste Phase ist der Zeitraum vor dem Eisprung und die zweite Phase ist der Zeitraum nach dem Eisprung. Diese zweite Phase wird Lutealphase genannt.
Wenn diese Phase kürzer als 10 Tage ist, könnte dies zum Problem werden.
Denn selbst wenn eine Eizelle befruchtet wurde, könnte diese in einer zu kurzen Lutealphase wieder abgestoßen werden.

## Kein Eisprung

Der Zyklus ist von Frau zu Frau verschieden. So gibt es durchaus Frauen, deren Zyklus dauert regelmäßig 60 Tage. Und auch der Eisprung ist nicht immer am Tag 14 eines 28-Tage-Zyklus.
So ist es eben auch normal, nicht in jedem Monat einen Eisprung zu haben.
Manchmal kommt es jedoch vor, dass Frauen gar keinen Eisprung haben. Dies kann verschiedenste Gründe haben. Unser weiblicher Hormoncocktail ist hochkompliziert und schon die geringste Verschiebung der Inhaltsstoffe kann dazu führen, dass der Eisprung dauerhaft aussetzt.
Auch Stress oder starker Gewichtsverlust oder (zu) viel Sport können den Zyklus und damit auch den Eisprung beeinflussen.
Auch hier gilt: Der Weg zum Arzt kann helfen, dieses Problem zu lösen.

**PCOS - Polyzystisches Ovarial Syndrom**
Diese sehr häufig vorkommende Hormonstörung führt dazu, dass sich in den Eierstöcken viele kleine Zysten und unausgereifte Eier befinden. Beim PCOS leiden die Frauen ebenfalls unter einer Erhöhung männlicher Hormone.
Dabei kommt es zum Ausbleiben des Eisprungs, zu unregelmäßigen Zyklen und manchmal auch zum Ausbleiben der Menstruation.

**Zu geringe Spermienzahl, zu unbewegliche Spermien**
Natürlich gibt es auch immer wieder den Fall, dass der „Papa-to-be" ein medizinisches Problem bei der Zeugung hat. Dies liegt am häufigsten vor, wenn die Spermienqualität nicht stimmt. Dabei steht vor allen Dinge die Anzahl der Spermien bzw. die Beweglichkeit der Spermien im Fokus. Die gute Nachricht ist: Die Spermienanzahl ist auch regulierbar. Wenn der Bald-Papa zum Beispiel zu enge Unterhosen trägt, könnte das auch ein Grund für eine schlechte Qualität sein - den Schwimmerchen wird zu warm und sie sterben ab! Es gibt noch etliche andere Gründe, warum die Samenqualität beeinträchtigt sein könnte. Auch Ernährung und Alkohol spielen eine wesentliche Rolle. Und natürlich gibt es auch hier hormonelle oder medizinische Einschränkungen. Sobald es nicht funktioniert mit dem Wunschkind, sollte sich also nicht nur die Frau sondern parallel dazu auch der Mann untersuchen lassen.

Ich höre häufig den Einwand, dass der Mann ja schon früher mal Vater geworden ist. Nun ja, das ist ja klasse. Zählt aber nicht, weil es so viele Faktoren gibt, die die Spermienqualität verändern können. Ein Test dazu, den der Arzt durchführt, ist schnell gemacht und bringt Sicherheit.

**Was du noch tun kannst**
Ganz klar, wenn du Raubbau jeglicher Art an deinem Körper betreibst, ist dieser vorrangig damit beschäftigt, sich selbst zu reparieren und zu schützen.
Da hat er nicht so richtig Lust, sich auch noch um eine Schwangerschaft zu kümmern oder, besser gesagt, sie zuzulassen.

Es gibt einige Dinge, die eine Schwangerschaft verhindern können. Dazu gehört Alkoholkonsum, zu wenig Schlaf, Über- und Untergewicht, Medikamenteneinnahme, Rauchen, Drogen und alles andere was dir nicht gut tut.
Eine Schwangerschaft ist ein ganz besonderer Zustand für den Körper, er ruft dabei ein Programm ab, was er vielleicht nur einmal benötigt im Leben.
Wenn dein Körper sowieso bereits geschwächt ist, dann wird er dafür sorgen, dass es nicht noch eine Belastung gibt. Natürlich gibt es dabei auch die berühmte Ausnahme. Aber wenn es nicht einfach für dich ist, schwanger zu werden, dann schau, dass du einen gesunden Lebensstil führst, der deinen

Körper dabei unterstützt, schwanger zu werden. Und nicht einen Lebensstil, der sich deinem Wunsch nahezu in den Weg stellt.

# Wenn der Storch streikt

Für einige Paare führt der Weg in die Praxis eines Reproduktionsmediziners/-medizinerin.
Einige Menschen mit Kinderwunsch landen dort, ohne eine Diagnose zu haben oder dort zu erhalten. Obwohl kein medizinisches Problem auffindbar ist, will es nicht klappen. Der Storch streikt. Warum, weiß der Himmel.
Andere Paare haben wiederum bei einem der Partner oder sogar auf beiden Seiten eine klare, fruchtbarkeitseinschränkende Diagnose erhalten.

Wie geht der Weg nun weiter?
Auch dort, in diesen Kliniken, werden nochmal diverse Tests angestellt. Das geht von Bluttests über Spermatests bis hin zu Bauchspiegelungen und vielem mehr.
Danach wird Ihnen der Arzt oder die Ärztin das weitere Vorgehen erklären.

In der Regel gibt es 4 Hauptvorgehensarten der künstlichen Befruchtung:

- Intrauterine Insemination
- In-Vitro-Fertilisation
- Intrazytoplasmatische Spermien Injektion
- Kryokonservierung

## Intrauterine Insemination

Bei diesem Verfahren werden der Frau ausgewählte Spermien per Katheter injiziert. Der männliche Samen wird also zunächst aufgefangen und die Spreu wird vom Weizen getrennt sozusagen, so dass die Spermienqualität sich durch diese Vorauswahl verbessert.
Im Anschluss wird diese „Best-of"-Probe in die Gebärmutterhöhle injiziert.
Das Ganze passiert so nah wie möglich am Eisprung. Dieser wird bei der Insemination auch häufig medizinisch herbeigeführt bzw. unterstützt.

Die Chancen, auf diese Art schwanger zu werden, hängen auch hier wieder stark vom Alter der Frau ab. Während eine Frau unter 24 Jahren noch zu 20% davon ausgehen kann, dass es auf diesem Weg klappt, liegt die Chance für eine Frau mit 42 bis 43 Jahren nur noch bei 6%.

## In-Vitro Fertilisation (IVF)

In Vitro kommt aus dem Lateinischen und bedeutet "im Glas". Diese Schwangerschaft beginnt also im Glas und außerhalb deines Körpers. Es ist eine sehr umfangreiche Behandlung, die jedoch mit 20 - 40% eine gute Erfolgsquote mit sich bringt.

Zunächst wird dazu die Frau ab dem 2. bis 3. Tag ihres Zyklus stimuliert. Das bedeutet, dass medikamentös die Eizellenreifung angeregt wird. Dadurch wachsen die Eizellen schneller und in Summe sind es auch mehr Eizellen als während eines natürlichen Zyklus.

Idealerweise befinden sich dann je 4 - 5 Follikel in den beiden Eierstöcken.

An Tag 8 bis 10, je nach Größe der Follikel, wird dann der Eisprung ausgelöst.

Die gesprungenen Eier, die auch weniger sein können als die Anzahl der Follikel, weil nicht jeder Follikel ein Ei enthält, werden dann mittels einer Kanüle bei einer sogenannten Punktion entnommen.

Und kommen dann ins… , na wohin wohl? Richtig, ins Glas.

Kurze Zeit später kommen dann die Spermien hinzu.

Und auch hier findet wieder ein wenig Selektion statt, denn nicht alle Eizellen lassen sich befruchten und entwickeln sich so wie nötig weiter.

In Deutschland dürfen laut Embryonenschutzgesetz nur maximal 3 befruchtete Eizellen eingesetzt werden.
Nach spätestens 48 Stunden kommen die befruchteten Eizellen mittels dünnem Katheter in ihr erstes Kinderzimmer, in Mamas Bauch.
Und dann heißt es ca. 14 Tage abwarten, um zu wissen, ob es geklappt hat.
Und genau diese Zeit ist für die meisten Frauen eine riesige Herausforderung.
Denn während man im ersten Teil noch aktiv sein konnte, indem man per Medikation die Eizellen stimuliert oder zur Punktion geht, heißt es jetzt ruhig bleiben.
Im nächsten Teil des Buches gehe ich darauf ein, wie dieser Spagat gelingen kann. Egal ob künstliche Befruchtung oder auf natürlichem Weg.

### Intrazytoplasmatische Spermieninjektion (ICSI)

Im Prinzip funktioniert die Methode ähnlich einer IVF: Die Eizellen werden stimuliert, entnommen und in eine Petrischale gepackt. Doch dann kommt der entscheidende Unterschied. Die Mediziner lassen die kleinen Schwimmer jetzt nicht einfach los und packen sie in die Schale, sondern das Spermium wird mittels Kanüle direkt in die Eizelle eingespritzt.
Diese Methode wird häufig angewandt, wenn die Spermienqualität stark eingeschränkt ist.

Sie ist jedoch nicht unbedingt das Mittel der Wahl und der erste Schritt. Denn während man bei der IVF noch der Natur ihren Weg lässt, entscheidet hier der Mitarbeiter im Labor, welcher Samen die Eizelle befruchtet.
Es ist nicht abschließend geklärt, ob damit auch die Quote für Erbkrankheiten oder Fehlbildungen bei den Babys steigen, doch der Gedanke liegt nah. Dennoch stellt die ICSI einen Weg dar, gerade wenn die IVF nicht zum Erfolg geführt hat.


### Kryokonservierung

Die Kryokonservierung ist im eigentlichen Sinne keine Methode der künstlichen Befruchtung und dennoch erwähnenswert.
Wenn während einer IVF oder ICSI mehr als 3 befruchtete Eizellen entstanden sind, gibt es ja einen gewissen Überschuss. Diese befruchteten Eizellen können eingefroren werden.
Und später bei Bedarf wieder aufgetaut werden und der Frau auf die gleiche Art und Weise wieder zugeführt werden, wie bei den anderen Verfahren.
Die Chancen, durch kryokonservierte Embryonen zu einer gesunden Schwangerschaft zu kommen, sind nur etwas niedriger als bei frischen Embryonen.
Das, was die kleinen Eisbären jedoch stresst, ist das Einfrieren und Auftauen selbst. So kommt es auch

hier wieder zu einer gewissen Reduzierung der Anzahl der Embryonen.

Ich kenne einige Kinder, die auf diesem Weg gezeugt wurden, und ich bin immer wieder von dem Gedanken fasziniert, dass die Zwerge schon mal ein paar Wochen oder Monate im Tiefkühlfach verbracht haben und jetzt trotzdem quietschfidel sind.

Du siehst, es gibt nicht nur sehr viele Möglichkeiten, eine natürliche Empfängnis zu unterstützen, auch die Medizin kann sehr viel tun, um Kinderwünsche zu erfüllen.
Und trotzdem, dieser Weg ist nicht der einfachste, den man gehen kann.
Frauen in der Kinderwunschbehandlung sind einfach Stress ausgesetzt. Mir ist bisher kaum eine Frau begegnet, die damit völlig gelassen umgegangen ist.
Doch es ist möglich und wir begeben uns mit diesem Buch auf diesen Weg.

# Naturheilmittel

Als ich schwanger werden wollte, frage ich meine Frauenärztin, ob sie etwas dagegen hätte, wenn ich zu ihrer Behandlung noch etwas Naturmedizin nehmen würde.
Sie schaute mich ein wenig verdutzt an. So nach dem Motto: Ähm, glauben Sie wirklich an so etwas? Und mit einer wegwischenden Handbewegung deutete sie mir an, dass ich von ihr aus kiloweise Globuli in mich reinschütten könne.

Nicht, dass du mich falsch verstehst, meine Frauenärztin ist klasse. Aber es ist halt nur so, dass jeder seine Weltsicht hat, und als Schulmediziner, der seit Jahrzehnten praktiziert, sind Homöopathie und Co. vielleicht ein wenig seltsam.

Ich möchte dir im Folgenden ein paar natürliche Alternativen vorstellen, die deinen Kinderwunsch unterstützen können.
Dabei möchte ich dir jedoch den Hinweis geben, dass du die Einnahme am besten mit einem Heilpraktiker besprichst. Denn während sich in Deutschland ganz zwingend die Einnahme von Medikamenten auf dem Beipackzettel befinden muss, findet man bei Globulis oder Naturheilmitteln keinerlei Hinweise. Welches Mittel und in welcher Menge du ein Naturheilmittel brauchen kannst, kann dir am besten ein Heilpraktiker oder Arzt mit Anwendung von Naturheilverfahren sagen.

Ich bin übrigens schwanger geworden im ersten Monat, nachdem ich zu Naturheilmitteln gegriffen habe.

### Himbeerblättertee
Diesen Tee, den es übrigens auch als Kapselform gibt, trinkst du vom ersten Zyklustag bis zum Eisprung. Er soll die Eizellreifung anregen und wird deshalb nach dem Eisprung wieder weggelassen

### Ovaria Comp
Diese Globuli werden ebenfalls von Tag 1 des Zyklus bis zum Eisprung genommen. Sie dienen auch der Eizellreifung. Einige Frauen berichten von einer Veränderung des Zervixschleims in Menge und Qualität während der Einnahme. Auch dass die Eierstöcke und die Gebärmutter unter der Einnahme von Ovaria Comp irgendwie stärker zu "arbeiten" scheinen, ist eine häufige Wahrnehmung

### Bryophyllum
Ab dem Eisprung bis zum Schluss des Zyklus oder bei Eintritt der Schwangerschaft, aber auch darüber hinaus, wird Byophyllum empfohlen. Dies hat eine progesteronähnliche Wirkung und unterstützt die Einnistung und den Erhalt der Schwangerschaft. Gerade bei Schmierblutungen vor der eigentlichen Periode oder einer zu kurzen Hochlage in der 2. Zyklushälfte (Temperatur) ist Byophyllum eine Hilfe.

### Mönchspfeffer
Mönchspfeffer, auch Agnus Castus genannt, hilft, den Zyklus zu stabilisieren.
Wenn deine Zyklushälften zu unterschiedlich sind oder dein Eisprung zu unregelmäßig ist, kann dir dieses Mittel dabei helfen, Harmonie herzustellen. Auch beim prämenstruellen Syndrom, den Tagen vor den Tagen, kann es dich unterstützen.

### Frauenmantel
Diese pflanzliche Arznei kann als Tee oder als Tinktur ab dem Eisprung eingenommen werden. Sie unterstützt den Aufbau der Gebärmutterschleimhaut und macht es sozusagen schön kuschelig für die Eizelle.

**Corpus luteum**
Auch dieses Mittel kann bei einer Gelbkörperschwäche, also einem Progesteronmangel, genommen werden.


**Sepia**
Sepia wird eingesetzt bei einem unregelmäßigem Zyklus. Es unterstützt den Eisprung und wird unter anderem bei PCO Syndrom (siehe Krankheiten) empfohlen.


Wie schon gesagt, dies ist nur eine Auswahl und ein Fachmann/eine Fachfrau kann dir dabei helfen, das richtige Mittel in der richtigen Dosierung zu finden.
Aber auch hier gilt: Solange du noch kein Kind im Arm hältst und noch nicht probiert hast, was Naturheilmittel für dich tun könnten, solltest du noch lange nicht aufgeben.

# Erfolgsquoten

Wenn Frauen mit einem Kinderwunsch auf jeden Fall etwas nicht sind, dann ist es geduldig.
Das sollten sie aber sein, denn bei einem gesunden Paar gehen Mediziner davon aus, dass es durchaus normal ist, wenn man 1 Jahr braucht, um schwanger zu werden.

Bei dieser Zahl von einem Jahr müssen manche Paare nur müde lächeln, denn gerade wenn es eine gesundheitliche Einschränkung bei Mann oder Frau gibt, wird dieser Zeitraum häufig überschritten.

Doch schauen wir uns mal genauer an, wie lange es im Schnitt dauert, bis die Paare froher Hoffnung sind.

Es tut mir leid, aber die Evolution hat sich unserem modernen Lebenswandel noch nicht angepasst. Während wir heute mit Anfang 20 noch mitten in der Berufsausbildung oder im Studium hängen, wäre das biologisch gesehen genau der richtige Zeitpunkt für ein Kind.

Je jünger wir sind, umso jünger sind auch unsere Eizellen. Erinnere dich, du bekommst die Grundausstattung bereits bei deiner Geburt mit auf den Weg.

Doch so ist das Leben eben, manchmal passt weder der Moment noch die Beziehung und schwupps kommt das 40. Lebensjahr in greifbare Nähe oder wir überschreiten es sogar, ohne einen kleinen Windelscheisser unser zu nennen.

Aber mal zu den Fakten:

- Wenn du zwischen 19 und 26 Jahre alt bist, ist deine Chance, schwanger zu werden, etwa doppelt so hoch, als wenn du zwischen 35 und 39 Jahren alt bist.
- Diese jüngeren Frauen brauchen etwa 2 - 3 Monate, um schwanger zu werden, während die älteren im Schnitt etwa 4-6 Monate brauchen.
- Entscheidend dafür ist natürlich der richtige Moment. Frauen, die ihren Zyklus genau kennen, brauchen weniger Zeit, um schwanger zu werden, als Frauen, die ihn nicht genau kennen
- Die Chancen für eine Schwangerschaft liegen pro Zyklus bei gesunden Paaren etwa bei 20-30 Prozent.

Du siehst also, selbst als gesundes Paar in einem sehr zeugungsfähigen Alter kann es etwas dauern. Und das ist auch völlig in Ordnung, denn du sollst ja nur das beste Kind bekommen und dazu sucht die Natur ganz sorgfältig aus.

**Fehlgeburten**

Wenn du schon einmal eine Fehlgeburt erlebt hast, tut mir das ganz persönlich sehr leid.
Ich weiß, wie schwer es ist, sich gerade erst mit der Schwangerschaft vertraut gemacht zu haben, und dann muss man auch schon wieder Abschied nehmen.

Dennoch möchte ich an dieser Stelle darauf hinweisen, wie häufig Fehlgeburten sind. Dass auch sie einen natürlichen Selektionsprozess der Natur darstellen.
Mittlerweile sind wir in einer Zeit angekommen, wo wir auch über diese Themen sprechen können und sollten. War es früher noch etwas, was hinter verschlossener Tür geflüstert wurde, wird heute teilweise sehr offen darüber gesprochen, wenn man sein Kind nicht austragen durfte.

Das Schwierige an Fehlgeburten ist die Angst, die sie erzeugen, wenn es zu einer erneuten Schwangerschaft kommt. Es ist einfach schwieriger, nach einer solchen Erfahrung ganz vertrauensvoll und zuversichtlich auf die neue Schwangerschaft zuzugehen.
Gerade wenn das Kind nicht natürlich entstanden ist und hart "erkämpft" war.
Es drückt auf die Seele und das ist normal.
Dennoch möchte ich dir raten, Wege zu finden zu vertrauen. Dein neues Baby hat es verdient, eine Mama zu haben, die voller Zuversicht ist, die

vertrauen kann. Ich werde dir später Wege zeigen, trotz einer Fehlgeburt diese Freude zu entwickeln und aus der Angst herauszutreten.

Grundsätzlich geht man davon aus, dass etwa die Hälfte aller Schwangerschaften noch vor deren Feststellung endet. Das heißt, obwohl die Eizelle befruchtet wurde, nistet sie sich nicht ein und die Regelblutung läutet den nächsten Zyklus ein.

Nach dem Feststellen der Schwangerschaft bis zur 12. Woche kommt es recht häufig zu Aborten. Diese liegen bei einer Höhe von 10 - 15%.
Etwa 80% aller Fehlgeburten ereignen sich in den ersten 12 Wochen der Schwangerschaft.

Ich möchte dich dafür sensibilisieren, dass du nicht Schuld bist an einer Fehlgeburt.
Es sei denn, du hast in der Frühschwangerschaft plötzlich deine Vorliebe für Bungeejumping und Whiskey auf Eis entdeckt. Solange du einen normalen gesunden Lebensstil führst, ist es einfach die Natur, die diese Entscheidung trifft.

Die Gründe dafür sind vielfältig. So kann die Genetik eine Rolle spielen, denn die Hälfte deines Kindes besteht aus Genen, die deinem Körper fremd sind und so als Fremdkörper identifiziert werden könnten.
Und auch mögliche Erkrankungen des Fetus können ein Grund sein, Autoimmunerkrankungen,

Störungen im Hormonhaushalt und noch sehr viel mehr.

Solltest du also schon eine Fehlgeburt oder sogar mehrere erlebt haben, mach dir bitte keine Vorwürfe. Ich bin mir sicher, du tust, was du kannst. Und mehr liegt einfach nicht in deinen Händen.

# Die Seele

Herzlich willkommen in Teil 2 diese Buches. Nachdem du die Grundlagen der körperlichen Seite erkundet hast, kommen wir zu den seelischen Aspekten deines Kinderwunsches.
Der Kinderwunsch ist nahe am Wahnsinn, sage ich gern, denn du befindest dich auf diesem Weg in einem Wechselbad der Gefühle. Zwischen tiefer Liebe zu deinem Partner, dem verzückten Gefühl des Verliebtseins in die Idee, eine Mama zu sein, und der Ungerechtigkeit, dass es nicht klappt. Zwischen Sehnsucht und Hoffen und Bangen. Zwischen In-sich-hineinhören und bald Durchdrehen. Zwischen "das wird schon klappen" und "warum ist ausgerechnet die denn jetzt vor mir schwanger geworden?".

Gerade wenn die Kinderwunschphase länger dauert als gewünscht, ist man sich selbst und der Achterbahnfahrt der Gefühle häufig hemmungslos ausgesetzt.

Ich möchte dir einige dieser typischen Verhaltensweise näherbringen. Sie alle haben zwar ihre Berechtigung, doch es wäre besser für dich, wenn du Wege findest, um dich aus der einen oder anderen Emotion lösen zu können. Warum und wie, erkläre ich dir im Folgenden.

**Kontrolle**

Wir sind es gewohnt das Leben zu planen. Egal, ob wir schon wissen, was wir in 3 Tagen machen, oder ob wir unseren Lebensentwurf durchdenken.
Versteh mich nicht falsch: Ich möchte nicht, dass du völlig verpeilt und ziellos durch die Welt gehst, aber diese Form von Kontrolle kann durchaus im Weg stehen, wenn es darum geht, ein Kind zu zeugen.
Klar gibt es Situationen, da geht es nicht ohne Kontrolle. Z.B. in der medizinischen Kinderwunschbehandlung, aber dennoch sollten wir versuchen, ein paar Freiräume in die Kiste zu bringen.
Warum das so wichtig ist? Weil Kontrolle einen richtig fertig machen kann. Wenn du nämlich beim Kontrollieren auf Dinge stößt, die dich herunterziehen, dann wäre es besser, du könntest ein wenig loslassen.
Gerade wenn du jemand bist, der regelmäßig jedes Ziepen in die Suchmaschine eintippt, könnte es dir helfen, davon einfach für eine Weile Abstand zu nehmen.
Schau einfach, wieviel Kontrolle dir gut tut bzw. ob das, was du da gerade kontrollierst, wirklich in deinen Aufgabenbereich fällt. Ich kenne einige Frauen, die die Behandlung in der Kinderwunschklinik bis ins letzte Mikrogramm der Medikation kennen und dann mit den Ärzten darüber diskutieren, ob das jetzt wirklich die richtige Behandlung ist.

Erspar dir das! Es gibt einfach Bereiche, die liegen nicht in deiner Verantwortlichkeit. Tue dir den Gefallen und löse dich davon!

Es gehört ein wenig Wunder dazu, um schwanger zu werden. Wenn man alles kontrolliert, gibt es keinen Platz für Wunder.
Vielleicht kannst du mal durch dein Leben stöbern und schauen, wo du die Zügel etwas lockerer lassen kannst. Es wird dir gut tun und dich deinem Ziel näher bringen.

**Druck von innen**

Machst du dir selbst Druck, dass es mit dem Schwangerwerden noch nicht geklappt hat?
Denkst du, jetzt bin ich schon xy Jahre alt, wenn es jetzt nicht klappt, dann klappt es nie?
Bist du in einer Kinderwunschbehandlung, die ihr privat finanzieren müsst und fühlst du dich dadurch unter Druck, dass es möglichst schnell klappen muss? Hast du ein schlechtes Gewissen, weil es schon der x-te Versuch ist, der nicht geklappt hat?

Druck ist kein guter Ratgeber. Druck, den du dir selbst machst, schon gar nicht, denn er ist unnötig und absolut kontraproduktiv.
Ich weiß, es ist leichter gesagt als getan, aber sei lieb zu dir! Es hilft dir nichts, so hart mit dir ins Gericht zu gehen für eine Sache, für die du nichts kannst.

Viele Frauen tragen unbewusst diesen Gedanken mit sich herum, dass sie verantwortlich seien, wenn es nicht klappt, weil sie ja den größeren biologischen Anteil am Wunschkind tragen.
Doch das ist völliger Quatsch! Du kannst nicht mehr tun, als du tust.
Du kannst aber aufhören, dir deshalb Druck zu machen.
Du stresst dich damit selbst und erzeugst mehr Cortisol, ein Stresshormon, das eine Schwangerschaft erschwert. Ich werde dir im nächsten Teil des Buches mehr dazu erzählen.

**Druck von außen**
"Na, wann ist es denn bei euch endlich soweit? "
Wenn man ein Kind möchte und es klappt nicht und die nette Kollegin, die gerade das 3. Kind bekommt, fragt diesen berühmten Satz, möchte man nicht ungern die Faust in der Tasche ballen. Und unter vorgetäuschter Freundlichkeit antwortet man gezwungenermaßen, dass man sich noch Zeit lassen möchte.

Diese und ähnliche Situationen können einen richtig fertigmachen. Die Sehnsucht ist sowieso schon so groß und dann kommt auch noch das Umfeld und stellt Fragen, auf die man selbst gern eine Antwort hätte.

Die Kunst an der Sache ist, so etwas nicht an dich herankommen zu lassen. Ich weiß, das ist wirklich eine Herausforderung, aber es ist machbar. Manchmal hilft auf solch indiskrete Fragen eine deutliche Ansage.
Manchmal ein geheimnisvolles "wer weiß?!"
Überlege dir einfach im Vorfeld, was eine gute Antwort wäre, dann ärgerst du dich später nicht darüber, wenn die beste Antwort erst einfällt, nachdem du zu Hause bist.

Wichtig ist aber eins: Nimm den Druck nicht an. Wenn dich jemand auf diese Art fragt, dann hat er selten etwas Schlechtes im Sinn.
Es ist allerdings fast so, als würde seine Frage durch eine Art Filter bei dir ankommen.

Und dein Filter aktiviert alle negativen Gefühle, die mit dieser Thematik zusammenhängen.
Solch eine Frage löst emotionalen Schmerz in dir aus und das fühlt sich nicht gut an, ganz im Gegenteil.
Der beste Weg, um Druck von außen zu begegnen, ist es, diesen Schmerz schon im Vorfeld zu betrachten und möglichst zu lösen.
Natürlich darfst du traurig sein, wenn es bisher noch nicht geklappt hat. Auch Wut und Enttäuschung sind völlig normal.
Aber lass nicht zu, dass die vorrangigen Gefühle negativ sind, wenn du an deinen Kinderwunsch denkst.

**Angst**
Vielleicht klappt es ja nie?! Das ist eine der größten Ängste für Paare mit Kinderwunsch. Und ganz ehrlich, dieser Gedanke ist legitim. Vielleicht klappt es nie auf natürlichem Weg. Es gibt nun einmal diese Fälle.
Vielleicht spricht alles an körperlichen Bedingungen bei dir und deinem Partner dagegen. Und dennoch machst du dir diese Gedanken vielleicht viel zu früh. Sie dienen deinem Gehirn dazu, Sinn aus einer Situation zu machen.
Diese Gedanken sind normal und dennoch tun sie uns nicht gut. Oftmals setzen wir uns viel zu früh mit ihnen auseinander. Sehr vorsichtige Menschen gehen dabei davon aus, dass sie einfach vorbereitet sein möchten auf diese Möglichkeit.
Aber man kann sich nicht darauf vorbereiten, wenn es wirklich nicht klappt. Der Schmerz wird dann nicht weniger sein, nur weil man schon früh genug damit begonnen hat, ihn zu fühlen. Der beste Rat, den man dann geben kann, wenn man von diesen Ängsten geplagt wird, ist, sich vor Augen zu halten, dass der Weg noch nicht zu Ende ist. Und dass es nichts bringt, sich lange vorher darüber Gedanken zu machen.
Das heißt nicht, dass man nicht über Alternativen wie Adoption oder Pflegschaft nachdenken sollte. Ober eben auch ein Leben ohne Kind. Aber diese Angst zu füttern und sie damit größer zu machen, hilft dir in keiner Weise. Angst hilft nicht. Angst hat dir noch nie im Leben geholfen. Sie ist zwar unser ureigener Schutzmechanismus, aber sie sorgt

weder für gesunde Entscheidungen, noch
unterstützt sie uns beim Schwangerwerden.
Ich möchte es mal ein wenig flapsig ausdrücken:
Das Mutterschiff wirkt auf das Baby nicht
besonders einladend, wenn es voller Angst steckt.

**Zeitdruck**
Ich habe von so vielen Schwangeren schon gehört, dass ihnen die Zeit wegläuft. Gerade, wenn einer der beiden „Eltern-to-be" schon nicht mehr zur ganz jungen Generation gehört, steigt dieses Thema auf.
Dann wird gerechnet, wie alt das Kind sein wird, wenn man selbst ein gewisses Alter erreicht hat. Ja, es stimmt, mit dem steigenden Alter der Eltern geht man auch gewisse gesundheitliche Risiken für das Kind ein, und die Chance, schwanger zu werden, wird auch immer kleiner, je älter man wird. Aber auch damit muss man sich nicht ständig befassen, weil es 1. nichts ändert und 2. es auch wieder zu einem mentalen Stolperstein werden kann, der eine Schwangerschaft erschwert.

Ich rate Paaren immer, sich selbst eine Deadline zu geben. Einen Zeitraum, in dem es für beide okay ist, den Kinderwunsch aufrechtzuerhalten.
Innerhalb dieser Deadline gebt euch selbst das Versprechen, diesen Zeitfaktor außen vor zu lassen, ihn zu ignorieren.
Wobei man sagen muss, dass dies wieder vor allem ein Thema für die zukünftigen Mamas ist.
Männer gehen insgesamt sehr viel entspannter mit dem Zeitdruck um. Kunststück, liegt doch der Großteil einer Schwangerschaft bei der Frau. Und gerade was die Altersfaktoren betrifft, übernehmen meist die Frauen die emotionale Verantwortung. Und das häufig, ohne dass unsere Männer etwas davon mitbekommen.

Wenn du als Frau also merken solltest, dass dir die biologische Uhr im Nacken sitzt, dann schau doch mal, ob du mit einer Frist arbeiten kannst. Ein Zeitrahmen, in dem du entscheidest, deinen Kinderwunsch voranzubringen, ohne über die Zeitfrage nachzudenken.
Sobald du bemerkst, dass deine Gedanken in diese Richtung abschweifen, erinnere dich an deine Frist und daran, dass du dich erst danach wieder damit auseinandersetzen wolltest.
Aber vielleicht möchtest du das ja dann gar nicht mehr. Es ist nämlich sehr viel angenehmer, diesem Zeitdruck keinerlei Aufmerksamkeit zu schenken.

**Sehnsucht**
Das hat die Natur schon sehr interessant eingerichtet. Irgendwann kommt der Moment, wo man denkt: "Und jetzt eine Kind."
Dabei ist es egal, ob man schon immer wusste, dass man Kinder möchte, oder ob man eher spontan gefühlt hat, dass es jetzt soweit ist.
Es kommt mir fast so vor, als hätten wir einen unsichtbaren "Sehnsuchtsschalter" in uns, der einfach umgelegt wird und schon ist dieses Verlangen nach einem Kind eingeschaltet.
Umgekehrt scheint es diesen Schalter nicht zu geben.
Ist diese Sehnsucht einmal da, so ist sie nicht so leicht wegzudiskutieren. Und selbst wenn man später kein Kind hat (egal ob ein eigenes oder ein angenommenes), diese Sehnsucht bleibt Teil des Lebens.
Das heißt nicht, dass man unter einem unerfüllten Kinderwunsch sein Leben lang leidet oder dass diese Sehnsucht für immer alltagsbestimmend ist.
Es ist nur so, dass ein unerfüllter Kinderwunsch nicht irgendwann gleichgültig wird.
Es ist nicht plötzlich egal. Aber es ist auch nicht ein Leben lang bedrückend.

Sich sehnsüchtig ein Kind zu wünschen, ist ein biologischer Prozess. Wieviel Sehnsucht dir gut tut oder ab welchem Punkt du zu sehnsüchtig wirst und damit verkrampfst, musst du selbst für dich entscheiden. Jedes Gefühl wird immer stärker, je mehr Aufmerksamkeit wir ihm schenken, und das gilt auch für die Sehnsucht.

Dabei lohnt es sich, einmal hinzuschauen, was Sehnsucht im Kern ausdrückt. Sehnsucht ist ein anderes Wort für: Etwas ist (noch) nicht hier. Es ist also der Ausdruck eines Mangels. Warum das nicht günstig ist, wirst du im nächsten Teil dieses Buches noch ganz genau erfahren.

Aber zunächst möchte ich dich darauf hinweisen, dass du auf die Balance deiner Sehnsucht achten solltest. Wie schon gesagt, dass du Sehnsucht nach einem Kind fühlst, ist absolut normal, achte nur dabei darauf, dass du trotz Sehnsucht entspannt bleiben kannst.

**Unvollkommenheit**

Als ich in meiner Kinderwunschphase war, war ich auf einer Silvester-Party eingeladen. Die anderen drei anwesenden Frauen waren alle schon Mütter. Eine davon war gerade wieder schwanger. Mit Zwillingen.

Ich kam mir unendlich unvollkommen vor an diesem Abend. Ich fühlte mich, als ob der Rest der Welt es hinbekommt, Kinder zu kriegen, nur ich stell mich zu blöd an.
So, wie es mir damals ging, konnte ich es auch schon an vielen meiner Klientinnen beobachten. Man fragt sich, warum man überhaupt jahrelang verhütet hat, wenn es jetzt nicht so einfach klappt. Und während um einen herum eine Freundin nach der anderen schwanger wird, spürt man, wie sich mal wieder die Regelblutung ankündigt.

Woran liegt das? Warum scheint es so zu sein, dass alle anderen so einfach schwanger werden und man selbst nicht?
Ganz einfach: Weil du es nicht besser weißt! Weil dir niemand sagt: "Ach übrigens, wir probieren jetzt schon im 3. Jahr."
Weil der süffisante Satz "Na, wollt ihr nicht auch langsam mal für Nachwuchs sorgen?" selten ehrlich beantwortet wird.
Niemand (mal deine besten Freundinnen ausgenommen) wird dir antworten: "Ja, wir wollen ja, aber es klappt nicht so recht." Stattdessen wirst

du hören: "Ach, wir lassen uns da Zeit." oder "Na, das wirst du dann schon sehen."
Und wenn du ehrlich bist, würdest du auch nicht anders antworten. Warum auch? Es geht schließlich niemanden etwas an.
Aber lass nicht zu, dass diese Einschätzung, das vermeintlich alle um dich herum problemlos schwanger werden, dazu führt, dass du dich minderwertig oder unvollkommen fühlst.

**Neid**
"Ich bin so neidisch! Ich möchte das gar nicht, schließlich ist sie meine beste Freundin. Aber ich kann einfach nicht anders."
So äußerte sich eine meiner Klientinnen in der Kinderwunschbehandlung.

Sobald der Sehnsuchtsschalter umgelegt ist, passiert bei einigen Frauen etwas Seltsames: Sie werden neidisch. Selbst auf die Menschen, die einem am nächsten stehen. In dieses Gefühl von "warum hat die, was ich nicht habe" mischt sich auch ein wenig der Gedanke, wie ungerecht das Leben ist.
Warum es zum Beispiel Familien gibt, die ihren Kindern nicht die nötige Liebe und Fürsorge schenken, die immer wieder neue Kinder in die Welt setzten.

Das Problem am Neid ist, dass es dir
1. nichts bringt und
2. dass es sich verdammt mies anfühlt.

Wenn du neidisch auf jemanden bist, dann gehst du wieder in ein Mangelgefühl. Neid weist darauf hin, dass du nicht bei dir bist. Dem Neid geht immer der Vergleich voraus. Und Vergleiche hinken meist, denn jeder hat sein Päckchen zu tragen. Schau dir doch mal an, worauf du genau neidisch bist. Oft geht es nicht nur darum, dass die beste Freundin gerade schwanger geworden bist und du es schon viel länger probierst. Oft steckt mehr dahinter. Und ganz oft ist es so, dass das Gefühl des Neids aus einem Mangel an Informationen entsteht.

Du glaubst, dass dein Weg der schwerere ist oder dass die Dinge dem anderen einfach immer in den Schoß fallen.

Neid bedeutet aber auch Missgunst. Lieber ich als die oder der.

Neid fühlt sich äußerst doof an, hilft dir nicht weiter und verringert dein Selbstwertgefühl.

Ein guter Weg, mit Neid umzugehen, ist, es auszusprechen, dass man neidisch ist. Das geht durchaus auch mit Humor. Denn Neid ungehindert bestehen zu lassen, vergiftet die beste Beziehung.

**Geduld**
"Du musst nur geduldig sein, dann wird das schon."
Möchte man nicht jemanden, der solch eine Allgemeinaussage macht, nicht gern entgegen brüllen:
"Du hast überhaupt keine Ahnung, halt bloß die Klappe!"

Stattdessen seufzt man still vor sich hin und murmelt ein leises:
"Ja, wird schon."

Wenn Frauen mit Kinderwunsch etwas ganz besonders nicht haben, dann ist es Geduld.
Geduld ist Mangelware. Ich denke, das hängt auch mit unserer großen Sehnsucht nach einem Kind zusammen. Wir haben diesen Entschluss getroffen und dann wollen wir das kleine Bündel möglichst zeitnah im Arm halten.
So weit, so normal. Und alle gut gemeinten Ratschläge, doch entspannt zu bleiben, machen uns nur noch trauriger/wütender/bockiger.

Als wüssten wir nicht selbst, dass wir geduldig sein sollten.
Aber es ist eben nicht unsere ausgesprochene Lieblingsdisziplin.
Ungeduld lohnt sich nicht. Im Gegenteil: Wir werden nervös, gereizt, sind nicht so belastbar und, was auch nicht unerwähnt bleiben soll, unsere Muskeln verspannen sich.

Gerade das ist kein guter Ausgangspunkt, denn auch unsere Organmuskulatur (Eileiter, Gebärmutter etc.) kann von Verspannungen, ausgelöst durch Ungeduld, betroffen sein.

Doch woher soll man denn nun die Geduld herzaubern?
Mein Tipp wäre, wieder eine ähnliche Strategie anzuwenden wie beim Thema Zeitdruck. Wähle dir selbst eine Deadline für deinen Kinderwunsch. Solange dieser Zeitpunkt noch nicht eingetreten ist, erinnerst du dich selbst daran, dass du gelassen bleiben wolltest.
Richtig gut funktioniert das, indem du dir ein großes rotes Stoppschild vorstellst. Wann immer du ungeduldig wirst, holst du dir dieses Stoppschild vor dein inneres Auge, um dir zu signalisieren, dass du einen Deal mit dir hast.

**Motive klären**
Weißt du, warum du ein Kind möchtest?
Was versprichst du dir davon?
Soll es dich glücklich machen oder komplett?

Als ich eine meiner Klientinnen danach fragte, warum sie überhaupt ein Kind möchte, antwortete sie, dass dann alle zufrieden wären.
Mir blieb ein wenig der Mund offen. Mit "alle" meinte sie sowohl ihre Eltern als auch die Eltern ihres Partners.
Als ich ein wenig nachfragte, sagte sie, dass sie durchaus auch selbst ein Kind möchte, aber in der ersten Reaktion ging es nicht um sie selbst und schon gar nicht ums Kind.
Es ging um die zukünftigen Omas und Opas.

Was wäre deine Antwort auf diese Frage?
Warum möchtest du ein Kind?

Es ist nicht leicht, diese Frage zu beantworten, und doch gibt es ein paar Antworten, die dich nochmal überlegen lassen sollten.

Der Wunsch nach einem Kind besteht zu ca. je einem Grund aus biologischen, psychologischen und sozialen Motiven.
Im eben genannten Fall spielten also die sozialen Motive eine deutlich größere Rolle als die psychologischen oder biologischen.

Warum schreibe ich das überhaupt?

Nun ja, einerseits sicherlich, weil es eine ungesunde Mischung ist, wenn ein Teil dieser Dreiteilung überhand nimmt und andererseits, weil eine unausgewogene Gewichtung dieser Teile auch eine Schwangerschaft verhindern kann und zunächst geklärt werden sollte.

Wann immer die Antwort auf die Frage nach dem Warum mit einem "ich" beginnt, wird es kompliziert.
Ein paar Beispiele:

- Ich möchte mich erfüllt fühlen.
- Ich möchte meinem Leben einen Sinn geben.
- Ich möchte meinen Eltern etwas zurückgeben und sie zu Großeltern machen.
- Ich möchte meine Lebensplanung jetzt gestalten.
- Ich möchte meine Rolle als Frau ausführen.
- Ich möchte nie wieder allein sein.
- Ich möchte, dass etwas in mir wächst, ich möchte beweisen, dass ich das kann.

In all diesen Antworten geht es nicht ums Kind. Es geht immer um Kontrolle oder um das eigene Wohl.
Natürlich heißt das nicht, dass man mit solchen Motiven nicht schwanger werden kann. Aber die Probleme, die man als Mutter oder Vater haben wird, sind schon jetzt, noch vor Eintritt einer Schwangerschaft, absehbar.

Ich empfehle jedem, sich einmal sehr ehrlich mit sich selbst zu befassen.
Gerade, wenn man sehr angespannt ist und die Ungeduld groß ist, lohnt es sich, mal einen Blick auf die eigenen Motive zu richten. Das schlechteste Motiv, ein Kind bekommen zu wollen, besteht darin, ein eigenes Defizit stopfen zu wollen.
Ein Kind sollte keine Aufgabe haben, wenn es auf die Welt kommt. Es sollte frei sein, sich entfalten zu können, wie es gut für es ist.

**Zweifel**

Zweifel sind ein treuer Begleiter auf dem Weg zum Wunschkind. Ich meine damit gar nicht die Entscheidung, ob oder ob man nun kein Kind möchte. Sondern die Zweifel, ob es geklappt hat oder nicht.

Wir nähern uns mit diesem Punkt so langsam dem Kern dieses Buches und ich möchte dir an dieser Stelle einfach mal erläutern, was Zweifel in deinem Unterbewusstsein anrichten.

Mit jedem Gedanken schickst du einen Befehl in deine innere Steuerungszentrale.
Je häufiger du einen Befehl schickst, desto einfacher und automatischer wird er ausgeführt.
Je mehr hin und her es in deinen Gedanken gibt in Bezug auf ein und das gleiche Thema, umso mehr diffuse Befehle gibt es.
Im Falle von Zweifeln, ob du nun schwanger wirst oder nicht, gibst du diffuse Befehle.
Wieso, weshalb und warum dein Unterbewusstsein das so macht, erkläre ich dir im nächsten Teil des Buches. Fürs Erste mache dir allerdings einmal klar:
Wenn du Zweifel hast, teilst du deine Energie zwischen zwei Fällen auf.
In deinem Fall zwischen schwanger oder nicht schwanger.

Stell dir vor, du hättest einen Chef und der würde dir ständig gegensätzliche Dienstanweisungen

geben. Was würdest du tun? Wie würdest du dich verhalten?
Ich denke, du wärst ziemlich durcheinander, oder?
Und genau so geht es deinem Körper, wenn er ständig Zweifeln ausgesetzt ist.

Doch was ist die Alternative?
Überraschenderweise eine Eigenschaft, die dir sonst im Weg steht.
Deine Sturheit!
Ja, das meine ich Ernst.
Um nicht dauernd zwischen zwei Möglichkeiten hin und her zu springen, triff eine Entscheidung.
Was möchtest du? Ich gehe jetzt mal davon aus, dass du dich für die folgende Antwort entscheidest:
Ich möchte schwanger werden.

Wenn du dich selbst dabei ertappst zu zweifeln, ob es wohl klappen wird,
dann berufe dich selbst auf deine Entscheidung.
Unterschätze nicht die Kraft einer getroffenen Entscheidung.
Aber unterschätze auch nicht die Kraft von Zweifeln.

Weil mir dieser Punkt so wichtig ist, möchte ich dir gern noch ein Beispiel geben:
Stell dir vor, es sind Olympische Sommerspiele und als nächstes stehen die 100 m Hürdenläufe an.
Der Läufer A ist felsenfest davon überzeugt, dass es ihm gelingt, im Ziel anzukommen. Er sieht sich schon selbst auf dem Treppchen.

Der Läufer B ist sich nicht so sicher. Er denkt darüber nach, ob er nicht vielleicht wieder eine Hürde reißt. Andererseits wird es schon klappen. Allerdings ist beim letzten Wettkampf auch etwas schiefgelaufen.

Was meinst du? Wer von den beiden hat die besseren Karten, den Lauf für sich zu entscheiden?

Mit großer Wahrscheinlichkeit der, der an sich und sein Ziel glaubt. Derjenige, der den Zweifeln keinen Platz einräumt, sondern eine Entscheidung trifft und dabei bleibt.

Solltest du also daran zweifeln, ob du schwanger wirst, dann überlege dir, ob du lieber wie Läufer A oder Läufer B sein möchtest. Triff eine Entscheidung und bleib dabei. Zur Not mit Sturheit.

**Selektive Wahrnehmung**
Ist dir schon mal aufgefallen, dass du, sobald du den Entschluss getroffen hast, ein Kind zu wollen, ganz viele schwangere Frauen siehst und Menschen mit Kinderwagen oder Tragetüchern?

Nein, du bist nicht verrückt geworden. Das ist wirklich ganz normal!

Dieser Prozess nennt sich selektive Wahrnehmung. Wenn du im Neid- oder Ungeduldsmodus bist, kann dich diese Funktion deines Gehirns wirklich verrückt machen. Aber im Prinzip ist es ein gutes Zeichen, dass du vermehrt Menschen wahrnimmst, die dir zurückspiegeln, was du möchtest.

Du kennst die selektive Wahrnehmung sicherlich auch schon aus anderen Situationen in deinem Leben. Wann immer du dich intensiver mit einer Sache beschäftigst, desto öfter begegnet sie dir. Dein Gehirn stellt sich auf deine Gedanken ein und schaltet so eine Art Filter ein.
Dieser Filter sorgt dafür, dass du wahrnimmst, was Inhalt deiner Gedanken ist.

Für viele Frauen ist das zunächst nervig. So fühlt sich der Anblick jeder schwangeren Frau doch manchmal an wie Salz in die Wunde zu streuen. Doch wirklich, es ist gut, dass du plötzlich vermeintlich viele schwangere Frauen wahrnimmst. So zeigt es dir doch, dass dein Gehirn und somit auch dein Unterbewusstsein versteht, wohin die Reise gehen soll.

Aber Vorsicht, wir reden hier nicht von irgendeiner Art Magie, so nach dem Motto, je mehr Schwangere ich sehe, desto schneller werde auch ich schwanger.
So läuft der Hase leider nicht. Trotz allem sollte die verstärkte Wahrnehmung von Babys und Eltern nicht zum Augenrollen bei dir führen, sondern zur Freude, dass dein Gehirn sich mit diesem Wunsch auseinandersetzt.

## Glaubenssätze

Ist dir dieser Begriff schon einmal begegnet? Ich erkläre dir gern, was sich dahinter verbirgt, denn unsere Glaubenssätze können extrem darüber mitbestimmen, ob und wie schnell eine Schwangerschaft eintritt.

Hast du schon mal von völlig gesunden Paaren ohne Diagnose gehört, die nicht schwanger geworden sind bzw. bei denen es viel länger als üblicherweise gedauert hat?
Betrifft dich das vielleicht sogar selbst?
Die Chance, dass dahinter ein ungünstiger Glaubenssatz steht, ist sehr groß.

Ich durfte schon sehr viele Frauen behandeln, bei denen sich im Rahmen der Therapie herausstellte, dass das einzige, was zwischen ihnen und ihrem Wunschkind stand, ein blockierender Glaubenssatz war.
Doch was ist das nun genau?
Ein Glaubenssatz ist eine Überzeugung. Eine innere Haltung, die für uns Gültigkeit hat. Meist ist ein Glaubenssatz uns gar nicht bewusst. Wir wissen nichts über diese innere Haltung. Und dennoch hat er eine immense Wirkung.
Die Heimat von Glaubenssätzen ist unser Unterbewusstsein (dazu später mehr).

Unsere Glaubenssätze bestimmen zum Beispiel auch über die Filter, die unser Gehirn als selektive Wahrnehmung schaltet.

Ein Glaubenssatz entsteht, indem ein Gedanke immer wieder gedacht wird und von unserem Unterbewusstsein als Wahrheit akzeptiert wird.

Der Grund, warum Glaubenssätze sehr stark auch beim Thema schwanger werden involviert sind, wird klar, wenn man sich mal ein paar typische Glaubenssätze dazu anschaut. Diese könnten wie folgt lauten:

- Ich werde einfach nicht schwanger.
- Ich bin nicht gut genug.
- Ich habe das nicht verdient.
- Ich hatte ein Abtreibung und als Strafe werde ich jetzt nicht mehr schwanger.
- Ich schaffe nichts allein.
- Mir läuft die Zeit davon.
- Ich kann nicht richtig auf ein Kind aufpassen.

Auch Ängste in Form von Glaubenssätzen können hier eine große Rolle spielen.

Glaubenssätze formen unsere Welt! Und unser Körper passt sich unseren Glaubenssätzen an. Dies gilt auch für unsere Fruchtbarkeit.
Sobald sich ein Glaubenssatz, also ein gewohnheitsmäßiges Gedanken- bzw. Gefühlsmuster in unserem Unterbewusstsein befindet, veranlasst unser System, dass alles so ausgeführt wird, wie es zu unseren Glaubenssätzen gehört.

Aus der Praxis kann ich berichten, dass Glaubenssätze neben Ängsten die Top-Schwangerschaftsverhinderer sind.
Sobald diese negativen Glaubenssätze behoben waren, stellten sich Schwangerschaften viel häufiger ein.

Die Gründe für Glaubenssätze sind neben wiederholten Gedanken natürlich auch Erfahrungen.
Eine meiner Klientinnen hatte selbst eine komplizierte und lange Krankheitsgeschichte hinter sich, die allerdings nicht die Fruchtbarkeit betraf.
Der etablierte Glaubenssatz dieser Frau lautete: Bei mir ist immer alles so kompliziert.
Diese Generalität der Aussage schwappte natürlich auch in den Bereich des Kinderwunsches.
Warum sollte es ausgerechnet da einfach sein?
Diese Frau ist heute eine ganz stolze und tolle Mama.

Eine andere Klientin sollte als 7-jähriges Mädchen auf ihren 2-jährigen Bruder aufpassen. Dabei verletzte sich der Junge durch eine heiße Teekanne, die auf dem Tisch stand.
Uns allen ist klar, dass es nicht die Schuld des Mädchens war. Es ist Aufgabe der Erwachsenen, dafür zu sorgen, dass es keine Gefahrenquellen gibt. Erst recht, wenn man einem so jungen Kind die Verantwortung für das jüngere Geschwisterkind überträgt.

Und dennoch übernahm das Mädchen den Glaubenssatz: Ich kann nicht auf ein Kind aufpassen.

Glaubenssätze stellen riesige Blockaden auf dem Weg zum Ziel dar.
Wenn ein Ziel nicht zu einem Glaubenssatz passt, wird es nicht erfüllt.
Punkt.
Wir können nur den Glaubenssatz verändern, um zu unserem Ziel zu gelangen.
Dies kann bewusst geschehen, z.B. durch Hypnose.
Oder auch spontan durch gegenteilige Erfahrungen.
Im Falle des Mädchens und ihres Bruders kann sich der Glaubenssatz zum Beispiel lösen, indem sie Selbstbewusstsein aufbaut und Vergleiche anstellt.
Nehmen wir an, sie hat ein Haustier oder kümmert sich immer mal wieder um die Kinder ihrer Freundin, so wird auch der alte Glaubenssatz geschwächt und steht ihr nicht mehr so im Weg.

Solltest du die Vermutung haben, dass auch bei dir solch ein hinderlicher Glaubenssatz zu finden ist, möchte ich dir empfehlen, dir einen guten Hypnosetherapeuten zu suchen.
Durch die Tatsache, dass Glaubenssätze unbewusst sind, also nicht von dir ohne Weiteres wahrgenommen werden können, ist es einfacher, diese mit Unterstützung aus dem Weg zu schaffen.

Gerade wenn du ohne bestehende medizinische Diagnose schon länger versuchst, schwanger zu

werden, lohnt sich ein Blick in dein Unterbewusstsein.
Auch wenn du schon mehrere unterstützte Schwangerschaftsversuche hinter dir hast, ist es nicht der schlechteste Gedanke, vor der nächsten Behandlung abzuchecken, ob dir Stolpersteine dieser Art im Weg stehen.

**Einfach nicht daran denken**
Denk doch einfach nicht daran. Entspann dich mal. Dieser "kluge" Rat kann nur von Menschen kommen, die keinerlei Schwierigkeiten mit dem Kinderwunsch hatten.
Wer nicht selbst in der Situation war, dass es nicht klappt, der kann sich nur schwer vorstellen, welches Potpourri aus Gefühlen mit dem unerfüllten Kinderwunsch daher kommt.
Nicht daran zu denken, ist nämlich schlichtweg nicht möglich. Nicht nur, weil es ein sehr emotional geladenes Thema ist, sondern weil wir nicht nicht an etwas denken können.

Kleiner Test gefällig?
Denk jetzt einmal nicht an einen rosa Elefanten im Tutu.

Schwierig, nicht wahr?
Wir denken in Bildern und können nicht umhin, dass unser Gehirn uns Bilder macht, wenn wir uns etwas vorstellen.
Das ist aber nur ein Grund, warum es mit dem "denk doch einfach nicht daran" nicht funktioniert.
Zunächst ist da der weibliche Zyklus. Wie du weißt, sollten wir an den richtigen Tagen mit unserem Partner schlafen, um den Eisprung abzupassen.
Ich warte immer noch auf den Menschen, der mir zeigen kann, wie man trotz dieses Timings nicht ans Kindermachen denken kann.

Das heißt ja nicht, dass du keinen Spaß haben kannst währenddessen. Aber so ganz aus dem Sinn zu bekommen, was das Ziel der Übung ist, ist einfach nicht machbar.

Und deshalb: Mach dich locker, du kannst gar nicht nicht daran denken!

Trotzdem ist der Punkt, dich zu entspannen, nicht so verkehrt.
Was auch immer dir gut tut (nicht nur beim Sex selbst), um dich zu entspannen, tue es!
Lenk dich ab, probiere ein neues Hobby, plane einen Urlaub.
Mach mental möglichst den Weg frei und lass deinen Körper mal machen.

**Stress**

Eine Frauenärztin sagte mal zu mir: "Wissen Sie, Frau Winkelmann, der Eileiter ist ja auch nur ein Muskel."

Was sie damit meinte, war, dass sich die Muskulatur anspannt, wenn man gestresst ist.

Das liegt an unserem vegetativen Nervensystem. In diesem Fall am Sympathikus.

Sicher hast du schon einmal gehört, dass wir Menschen aus unserer evolutionären Entwicklung einen Mechanismus erhalten haben, der bei Angriffen darüber entscheidet, ob wir fliehen oder angreifen.

Dies war besonders wichtig, wenn wir einer Gefahr ausgesetzt waren.

Dieser Überlebensmechanismus steht uns heute noch zur Verfügung. Er wird über den Sympathikus ausgelöst. Wann immer also unsere Muskulatur angespannt werden muss, um zu fliehen oder zu kämpfen, ist der Sympathikus im Spiel.

Das Gegenüber ist der Parasympathikus.

Er sorgt für Entspannung.

Innerhalb von Millisekunden können sich diese beiden Nervensysteme wechselseitig aktivieren und können Informationen an die Organmuskulatur weitergeben. Das bedeutet, dass sich unsere Organmuskulatur entspannen oder anspannen kann, je nachdem, welches Nervensystem gerade aktiviert ist. Außerdem entscheiden diese beiden Systeme auch über die Hormonausschüttung, unter anderem durch ihren Einfluss auf das Nebennierenmark.

Um es nicht zu medizinisch werden zu lassen: Wenn wir tatsächlich belastet sind oder uns auch nur belastet fühlen, schaltet sich der Sympathikus zu und spannt unsere Muskulatur an, um angriffs- oder fluchtfähig zu sein. Dies hat eine Auswirkung auf unsere Organmuskulatur, die sich verkrampft und somit die Möglichkeit einer Schwangerschaft einschränken kann.

Natürlich greift uns heute kein Säbelzahntiger mehr an. Der Punkt ist aber, dass das, was für dich eine Bedrohung darstellt, heute etwas ganz anderes sein kann als zum Zeitpunkt der Entstehung des vegetativen Nervensystems.
Das, was früher noch wirklich eine Bedrohung unseres Lebens darstellte, wird heute ersetzt durch vermeintliche Bedrohungen.
Der fiese Kollege, der Autofahrer, der zu langsam vor dir herfährt, die Frau, die dir die letzte Packung Milch vor der Nase wegschnappt.
All die kleinen Alltagsärgerlichkeiten. All das, über das du dich fürstlich aufregen könntest, sind genau die Dinge, die eine gefühlte Bedrohung darstellen können.
Schau mal genau hin und überlege, wie sehr du dich über etwas aufregen solltest. Vielleicht ist es gesünder und förderlicher für die Erfüllung deines Kinderwunsches, wenn du so manches Ärgernis einfach eine Weile ignorierst.

Letztlich musst du wissen, dass dein Körper immer sehr bemüht ist zu überleben. Alles, was dieses Überleben in irgendeiner Weise beeinträchtigen könnte, wird verhindert.

Das gilt auch dann, wenn die Bewertung einer Situation Stress in dir auslöst. Deine Nebennieren produzieren dann das Hormon Cortisol. Cortisol ist zu vergleichen mit einer Alarmglocke. Solange diese Glocke läutet, also Cortisol im Blut schwimmt, wird dein Körper nichts anderes tun, als sich selbst zu beschützen. Wenn dauerhaft Cortisol im Blut schwimmt, stellt man sich selbst eine ziemlich große Hürde in den Weg.
Natürlich kann man auch unter Stress schwanger werden. Aber wenn es sowieso nicht so einfach funktioniert, sollte man diese Hürde möglichst umgehen.

Ein weiterer wichtiger Punkt, wenn es um Stress geht, ist der, ob die Schwangerschaft für sich selbst Stress für dich bedeutet.
Üblicherweise freuen wir uns ja darauf, schwanger zu werden. Wenn jedoch nicht alles so läuft wie gewünscht, fühlen wir uns gestresst, sobald wir an das Thema Schwangerschaft denken.
Auch eine Fehlgeburt erhöht dieses Stresslevel. Was bei deinem Unterbewusstsein ankommt, ist: Immer wenn der Gedanke das Thema Schwangerschaft betrifft, fühlt sich mein Mensch gestresst.

Schau doch einmal bei dir. Wenn du daran denkst, dass du ein Baby bekommen möchtest - zu wieviel Prozent fühlst du dich gut und zu wieviel Prozent hast du dabei negative Gefühle wie Traurigkeit, Wut oder auch Zweifel?

Schwanger zu werden ist natürlich mit positiven Gefühlen wie Freude oder Leichtigkeit einfacher, als in einem cortisoldurchfluteten Körper, dessen Sympathikus einen Vollzeitjob hat.

**Die Frau hat mehr Verantwortung?**
Ich hatte es früher in diesem Buch schon einmal angesprochen. Doch ich finde, dieses Thema ist es wert, noch einmal ausführlicher betrachtet zu werden.

Du hast in diesem Buch nun schon so viel Wissen erlangt darüber, wie und was du alles tun kannst, um bald ein Baby zu bekommen. Ich könnte mir vorstellen, dass du weitaus mehr zu diesem Thema weißt als der zukünftige Papa.
Und hey, ich als Autorin dieses Buches kann dein Verlangen nach Information total verstehen. Aber auf eins möchte ich dich aufmerksam machen: Nur weil du mehr weißt oder weil du die größere biologische Rolle beim Projekt Wunschkind trägst, trägst du nicht auch die Verantwortung dafür, dass es klappt.

Ich habe schon so viele Frauen erlebt, die sich mit Selbstvorwürfen bombardiert haben, weil sie womöglich nicht richtig gehandelt haben in der fruchtbaren Zeit. Weil sei spazieren gegangen sind nach der künstlichen Befruchtung und nicht brav das Sofa gehütet haben, als es nicht geklappt hat, stellen sie sich selbst in Frage.

Ja, es stimmt: Der weibliche Körper hat mehr mit der Schwangerschaft zu tun als der männliche. Aber hier reden wir vom Körper, von der Natur! Und nicht von dir als Person.

Wenn du nicht gerade nach der Behandlung in der Kinderwunschklinik eine Flasche Wodka auf Ex trinkst, brauchst du dich nicht mehr verantwortlicher zu fühlen als dein Partner.

Du bist im Rahmen deiner Möglichkeiten verantwortlich. Aber auch dein Partner trägt Verantwortung, z.B. durch seine Ernährung und seinen Stresslevel. Und ggf. deine Ärzte tragen Verantwortung. Die größte Verantwortung trägt allerdings die Natur.
Also leg dir nicht unnötig mehr auf deine Schultern. Du hast schon mehr als genug zu tragen!

**Es geht in Wahrheit gar nicht ums schwanger werden**

Bevor wir in den letzten Teil dieses Buches starten, möchte ich dir noch einen Gedanken mit auf den Weg geben.

Wenn ich eines gelernt habe als Mutter, dann ist es, dass vom Entschluss, ein Kind zu bekommen, bis zum Rest deines Lebens alles nur aus einzelnen Phasen besteht.

Alles lässt sich einteilen in einzelne Abschnitte. Angefangen vom Zyklus über die Schwangerschaft mit ihren Trimestern bis hin zum Babyalter, dem Kleinkindalter, der Vorschulzeit und so weiter und so fort.

Je nachdem, in welcher Phase wir uns gerade befinden, empfinden wir diese als unsere Welt. Wir sind davon sehr vereinnahmt und uns fällt es schwer, über den Tellerrand zu blicken.

Für eine Frau mit Kinderwunsch ist es logischerweise das Ziel, schwanger zu werden. Aber aus der Perspektive einer Mutter, die bereits Kinder hat, ist dies nur ein kleiner Zwischenschritt. Das eigentliche Ziel ist es, Mutter zu werden und ein Kind groß zu ziehen.

Wenn man bisher noch kein Kind hat, ist diese Vorstellung jedoch ziemlich seltsam. Aufgrund welcher Referenz sollte man sich eine solche Vorstellung denn machen?

Da ist einfach diese Sehnsucht nach einem Baby, der man folgt. Aber wie fühlt sich denn Mutterschaft eigentlich an?

Es ist tatsächlich nicht einfach zu beschreiben und dennoch solltest du genau das zu deinem wirklichen Ziel machen.
Im Prinzip beginnst du schon mit dem Muttersein, indem du dir Gedanken darüber machst, ob du einem Kind gerecht werden kannst. Oder wie du es nennen möchtest.
Wenn du dich entspannst, trägst du schon Fürsorge für dein zukünftiges Kind, weil du ihm die besten Startmöglichkeiten schaffen möchtest.
Du bist im Grunde schon mittendrin, im Mutter sein. Selbst die Eizelle, die später mal dein Baby wird, trägst du schon in dir.
Nur läuft das Muttersein nicht immer nach Plan. Vieles von dem, was man sich vorstellt, kann man nicht durchführen. Das Kind hat halt seinen eigenen Kopf. Vielleicht sogar schon als Eizelle :)

# Hypnose

## Was ist Hypnose

Auch wenn der häufigstes Kontakt zur Hypnose meist die Showhypnose ist, so ist es dennoch eine anerkannte Form der Kurzzeittherapie.

Und gerade weil die meisten Menschen Hypnose im TV kennenlernen oder auf einer Bühne, ist es notwendig, darüber aufzuklären, was Hypnose überhaupt ist.

Die Kurzfassung ist: Hypnose ist eine Form der Kommunikation, die es dem Gehirn ermöglicht, in einen Arbeitszustand zu gehen, der dem jeweiligen Ziel dienlich ist.

Durch die verschiedenen Shows, in denen Hypnose genutzt wird, entstehen viele Mythen, die der Hypnose nicht gerecht werden, und die - das ist größte Problem - den Menschen Angst machen. Durch diese Vorurteile und Ängste halten viele Menschen einen Sicherheitsabstand von dieser Methode, obwohl sie vielleicht genau das Richtige für sie wäre.
Ich finde das sehr schade und möchte deshalb zunächst einmal diese Mythen aus dem Weg räumen.

Doch zuvor möchte ich dir erklären, wie dir die Hypnose auf dem Weg zum Wunschkind behilflich sein kann.
Ich möchte dir einen nach dem anderen Grund nun etwas näherbringen:

### Entspannung
Du weißt nun, welche Rolle die Entspannung für das Gelingen deines Kinderwunsches spielt. Der Zustand, den du während einer Hypnose einnimmst, ist per se sehr entspannt.
Außerdem kannst du mit der Hypnose dafür sorgen, dass du auch zukünftig während aller Phasen deines "Projekts Baby" entspannt bleibst.

### Zuversicht
Über die Rolle des Zweifels und das, was er mit deinem Körper macht, habe ich dir im zweiten Teil dieses Buches schon einiges Geschrieben. Die Hypnose hilft dir dabei, Zuversicht auf deinem Weg zu behalten und Zweifel zu vermeiden.

### Glaubenssätze verändern
Auch über die Glaubenssätze hast du etwas erfahren. Da die Hypnose sich mit den Inhalten deines Unterbewusstseins befasst, ist dies eine gute Gelegenheit, auch blockierende Glaubenssätze zu verändern.

**Blockaden herausfinden**
Hypnose ist meiner Erfahrung nach die beste Methode, um herauszufinden, ob es unbewusste, nicht biologische Hindernisse beim Schwangerwerden zu erforschen gibt.

**Gefühle managen**
Egal ob Neid, Ungeduld oder sonstige negative Begleiterscheinungen beim Kinderwunsch - auch hierbei kann dir die Hypnose helfen.

**Deinen Körper unterstützen**
Wie du weißt, reagiert dein Körper auf deine direkten Gedanken und Gefühle.
Durch die Hypnose kannst du diese verändern und somit indirekt Einfluss auf die Organmuskulatur (glatte Muskulatur) und deinen Hormonhaushalt nehmen.

# Mythen

Wenn man das Wort Hypnose irgendwo fallen lässt, bekommt man immer die gleichen Reaktionen. Wer sich noch nicht mit der Thematik vertraut gemacht hat oder noch nie eine Hypnose erfahren hat, reagiert mit einer Mischung aus Neugier, Skepsis und Angst.
Die Fragen, die dann auftauchen, sind immer die gleichen:

- Ist man da so richtig weg?
- Bin ich da fremdgesteuert und mache alles, was mir der Hypnotiseur sagt?
- Und danach kann ich mich an nichts mehr erinnern?

Die Antwort auf alle 3 Fragen ist: NEIN!

Aber eins nach dem anderen.

**Ist man da so richtig weg?**
Die Vorstellung, dass man irgendwie weggetreten ist während einer Hypnose, hat viele Ursachen. Zunächst, dass die Menschen in Hypnose meist die Augen geschlossen haben und kaum noch eine Mimik vorhanden ist.
Dies entsteht durch die eintretende Entspannung. Die Muskulatur entspannt sich und die Gesichtszüge verlieren ihre Mimik.
Da die Hypnotisierten aber noch auf Anweisungen, sogenannte Suggestionen, reagieren, schließen

viele Leute daraus, dass sie nicht schlafen. Aber so richtig wach scheinen sie auch nicht zu sein - also muss es irgendwas ganz Abgefahrenes sein.

Der Zustand, in dem man sich während einer Hypnose befindet, nennt sich Trance.
Dies ist ein sehr natürlicher Arbeitsmodus, den unser Gehirn einnimmt. Es arbeitet dann etwas anders als beispielsweise während einer angeregten Diskussion.

Wenn man während einer Trance deine Hirnströme messen würde, würde man ähnliche Aktivitäten sehen, wie während des Schlafes. Mit einem Unterschied: Unser Bewusstsein ist noch beteiligt. Das bedeutet, wir bekommen alles mit, auch wenn unser Gehirn etwas anderes tut als sonst.
Man ist also weder "richtig weg", noch schläft man oder ist bewusstlos. Letzteres wäre wirklich sehr ungünstig, denn es stellt einen medizinischen Notfall dar.

Alles, was während einer Trance geschieht, wird auch vom Hypnotisierten wahrgenommen. Er bekommt sehr wohl alles mit.

**Bin ich da fremdgesteuert?**
Stell dir vor, du bist in einer fremden Stadt unterwegs und du machst eine Stadtführung. Der Tourguide läuft mit einem gut sichtbaren Utensil vor dir her und du läufst ihm nach.

Bist du dann fremdgesteuert? Ich würde sagen: Nein. Denn du hast ja die freie Wahl, ob du ihm folgst, was clever wäre, denn er kennt sich besser aus als du, oder ob du es nicht tust. Und genau so ist es auch mit dem Hypnotiseur.
Du kannst seinen Worten folgen oder nicht. Gerade wenn es um eine therapeutische Hypnose geht, wäre es sehr sinnvoll, ihm zu folgen, denn er arbeitet ja in deinem Sinne.
Sobald du aber bemerken würdest, dass er etwas zu dir sagt, das deinem Ziel nicht dienlich ist, würdest du den Weg in dein Inneres auch blockieren.

Ich möchte dir ein Gegenbeispiel erläutern. Hypnose hilft bei vielen psychischen Themen, unter anderem bei Depressionen und Ängsten. Hätte ein Hypnotiseur eine solche Macht, wie es ihm oft zugeschrieben wird, könnte er jeden Depressions- oder Angstpatienten innerhalb einer Stunde heilen.
Wir Hypnotiseure können zwar eine Menge, wir sind aber keine Zauberer (dazu später mehr).

**Das Unterbewusstsein**
Was ist das eigentlich genau, dieses mysteriöse Unterbewusstsein?
Das ist eine gute Frage! Denn so genau kann sie gar nicht beantwortet werden.
Alles, was bisher zum Unterbewusstsein erforscht wurde, ist ein Modell.

Und dennoch wissen wir mittlerweile ziemlich gut, welche Faktoren eine Rolle dabei spielen, wenn wir das Unterbewusstsein beeinflussen wollen.

Wir Menschen verfügen über folgende zwei Instanzen: das Bewusstsein und das Unterbewusstsein.
Das Bewusstsein ist, wie es der Name schon nahelegt, das, was uns bekannt ist.
Alles, was mit Zahlen, Daten und Fakten zu tun hat.

Das Unterbewusstsein kann man sich vorstellen wie ein riesiges Geflecht aus all unseren Gefühlen und Erfahrungen, unseren Trieben, Ängsten, Konflikten, Persönlichkeitsmerkmalen und Gewohnheiten.
Alle Inhalte des Unterbewusstseins sind für uns nicht so leicht zugänglich. Und das, obwohl man davon ausgeht, dass unser Alltag zu etwa 80 - 95 % durch das Unterbewusstsein gesteuert wird.

Um an das Unterbewusstsein zu kommen, hilft uns die Hypnose. Sie ist sozusagen der Türöffner zu diesem Bereich, der uns normalerweise verschlossen ist.

Die Trance erlaubt uns zwischen Bewusstsein und Unterbewusstsein zu wandeln.
Man könnte auch sagen, dass das Unterbewusstsein einen Club darstellt, vor dem ein Türsteher wacht. Dieser Türsteher ist während der Trance etwas freimütiger und lässt Informationen schon mal schneller durch die Tür.

Aus diesem Grund können wir sowohl neue Inhalte in das Unterbewusstsein bringen, als auch bereits enthaltene Inhalte aufdecken.

Es gibt kaum eine andere Methode, mit der dauerhafte Veränderungen so effektiv in so kurzer Zeit erzielt werden können.

**Aufdeckend und zudeckend**
In der Hypnotherapie unterscheidet man hauptsächlich zwei Methoden:

Das aufdeckende Verfahren und das zudeckende Verfahren.

Beim aufdeckenden Verfahren geht es um das „Warum?". Warum besteht ein bestimmtes Problem? Der Grund dafür liegt nicht so sehr in der Neugier als in der Gründlichkeit.
Wenn man nach dem Warum fragt, erschafft man auch gleichzeitig ein "Warum nicht mehr" oder ein "Warum jetzt anders".
Gerade in der Arbeit mit Glaubenssätzen ist das aufdeckende Verfahren fast unerlässlich.
An dieser Stelle nochmals der Hinweis: Solltest du die Vermutung haben, dass etwas wirklich Tieferliegendes deinen Kinderwunsch behindert, hol dir Unterstützung bei einem gut ausgebildeten Hypnotherapeuten.
Damit sparst du dir viel Zeit und Nerven.

Das zudeckende Verfahren, das ich dir auch in diesem Buch vorstellen möchte, funktioniert, ohne den Grund für ein Problem zu kennen.

Vereinfacht gesagt funktioniert es so:

Wenn das Unterbewusstsein aussieht wie eine Waage mit zwei Waagschalen, dann ist die Seite die gerade das Problem darstellt schwerwiegender und die Waagschale liegt tiefer als die andere.

Sobald du anfängst, mit zudeckender Hypnose zu arbeiten, legst du etwas auf die andere Seite der Waage.
Dies wiederholst du, bis der Umkehrpunkt erreicht ist.
Sobald die andere Waagschale schwerer ist, hast du dein Ziel erreicht.

Nehmen wir mal an, du bist ziemlich unruhig und nervös während der zweiten Zyklushälfte und dein Ziel ist Gelassenheit.
Dann ist momentan die Seite der Waage für Unruhe noch schwerer. Durch die Hypnose möchtest du erreichen, dass dein vorrangiges Gefühl Gelassenheit ist. Dass also die Waagschale für die Gelassenheit schwerer wiegt.

**Suggestionen**

Das, was der Hypnotiseur während einer Hypnose sagt, nennt man Suggestion. Wenn das Ganze während einer Selbsthypnose geschieht und man Hypnotiseur und Hypnotisand zugleich ist, nennt es sich Autosuggestion.
Auch den Begriff der Affirmation findet man häufig. Er bedeutet Bejahung bzw. Bestätigung. Und obwohl er der Suggestion sehr ähnlich ist, ist er nicht der Hypnose zugehörig, da eine Affirmation nicht in Trance gesagt oder gedacht wird.

Die Trance, in der gewissermaßen der Türsteher zu unserem Club (Unterbewusstsein) etwas abgelenkt ist, wird durch die Suggestion dazu genutzt, neue Inhalte in das Unterbewusstsein zu bringen. Diese Inhalte sorgen dafür, dass der Körper sich so verhält, wie es für eine Schwangerschaft förderlich ist, und dass neue Filter gesetzt werden, die uns dabei helfen, die notwendige innere Haltung (Gelassenheit, Zuversicht, positives Denken etc.) einzunehmen, um leichter schwanger zu werden.

**Innere Bilder / Visualisierung**

Neben den Suggestionen helfen uns auch innere Bilder, die sogenannte Visualisierung, dabei, unser Unterbewusstsein zu prägen. Wie bereits im letzten Teil schon beschrieben, denkt unser Unterbewusstsein in Bildern. Aus diesem Grund können wir auch umgekehrt mit unserem Unterbewusstsein mittels Kopfkino kommunizieren.

Mach dir keine Gedanken, wenn du dir nicht gleich alles wie einen inneren Film vorstellen kannst. Mit etwas Übung wird es dir immer besser und besser gelingen.

**Gefühle**
Aber auch Bilder sind nicht alles! Sie sind das Hilfsmittel, um ein Gefühl zu erzeugen. Denn am besten reagiert unser Unterbewusstsein auf unsere Gefühle.
Wenn wir also bei der Gelassenheit bleiben und uns in der Trance suggerieren, dass wir jederzeit gelassen sind, sollten wir uns währenddessen auch gelassen fühlen.
Um ein Gefühl in der Trance zu erzeugen, hilft es uns einfach, eine Erinnerung zu aktivieren zu einer Erfahrung, in der wir uns sehr gelassen gefühlt haben.

**Zauberei**

Selbst der beste Hypnotiseur der Welt kann dich nicht schwanger zaubern.
Leider.
Dennoch möchte ich dich sehr darin unterstützen, dieser Methode eine Chance zu geben und dir selbst ein wenig Zeit einzuräumen, um dich damit vertraut zu machen.
Dazu braucht es ein wenig Disziplin, die sich aber sofort mit jeder Hypnose auszahlt. Denn in Trance zu sein, ist wirklich ein wunderbarer Zustand.

Und auch wenn Hypnose nicht der Zauberstab ist, den man sich wünschen würde, so kann sie in manchen Fällen Erstaunliches bewirken.

Wenn du beginnst damit zu arbeiten, egal ob mit der Hypnose MP3 zu diesem Buch oder allein mit dir selbst, dann gib dir bitte mindestens drei Wochen Zeit, in denen du regelmäßig, möglichst 1 Mal täglich, in Trance gehst.
Forscher haben herausgefunden, dass dies der Zeitraum ist, den ein Mensch benötigt, um eine neue Gewohnheit zu etablieren.
Also sei fair zu dir selbst und nimm dir die Zeit dafür.

Du wirst staunen, welche positiven Effekte du davon haben wirst - nicht nur in Bezug auf deinen Kinderwunsch.

Du wirst dich gelassener fühlen und sicherer. Viele Dinge, die dich früher nervös gemacht haben, wirst du nun viel entspannter wahrnehmen.

# Selbsthypnose

Du hast sicher schon bemerkt, dass ich gerade von Hypnose und Selbsthypnose sprach.
Der Unterschied liegt natürlich darin, ob ein Hypnotiseur dich in Trance bringt oder ob du dies selbst tust.
Letztlich ist jede Hypnose in letzter Konsequenz eine Selbsthypnose.
Erinnere dich an den Reiseleiter. Er geht vorweg und du folgst. Du gehst also selbst in die Trance.
Wenn ich meinen Klienten davon berichte, dass sie Selbsthypnose lernen werden, dann schauen sie mich meist mit großen Augen an. Ganz nach dem Motto: "Und sie glauben, dass ich das kann?"
Ich glaube nicht nur, dass jeder Mensch in Selbsthypnose gehen kann, ich weiß es.
Selbsthypnose, oder besser gesagt Trance, ist ein natürlicher Zustand, den das Gehirn sowieso mehrfach täglich erzeugt.
Dabei durchläuft unser Gehirn verschiedene Dienstarten.
Die elektromagnetischen Hirnwellen, die man mittels eines EEGs (so eine hübsche Badekappe mit vielen Kabeln) messen kann, geben uns Auskunft darüber, ob und wie tief jemand in Trance ist.

Wenn du mit dir selbst arbeitest, reicht weitgehend der sogenannte Alphazustand.

Dieser Zustand ist gekennzeichnet durch eine körperliche Entspanntheit und einen nach innen gerichteten Fokus.
Natürlicherweise bist du zum Beispiel im Alphazustand, während du einen tollen Film schaust oder ein spannendes Buch liest. Deine Aufmerksamkeit geht vollkommen in dieser Tätigkeit auf und du bist weniger empfänglich für das, was um dich herum geschieht.
Natürlich bekommst du es mit. Aber der Hauptteil deiner Aufmerksamkeit liegt in der Tätigkeit.
Außerdem lässt dich das, was du da gerade tust, also einen Film schauen oder ein Buch lesen, anders fühlen. Und nichts anderes ist eine Hypnose bzw. eine Selbsthypnose. Du richtest dadurch deinen Fokus auf eine Sache, in diesem Fall die Suggestion und die Visualisierung, und dies lässt dich anders fühlen.
Durch diese andere Arbeitsweise des Gehirns öffnet sich unser Unterbewusstsein und wir können seine Inhalte verändern, so, wie wir sie gerne hätten.

Der Alphazustand oder auch die Trancetiefen, die sich danach anschließen, sind also natürliche Arbeitsweisen des Gehirns.
Auch während des Schlafs durchlaufen wir diese Phasen. Die Hypnose ermöglicht es uns, einfach diese Zustände gezielt herzustellen und sie stabil zu halten.
Hab keine Sorge, dass du das nicht hinbekommst. Wir reden hier nicht von Raketenwissenschaft.

Mit ein wenig Übung wirst es dir in Fleisch und Blut übergehen.

Ich möchte dir nun 3 Möglichkeiten vorstellen, wie du ohne Unterstützung in die Hypnose gehen kannst.

Ich würde dir als kleine Starthilfe jedoch vorschlagen, dir zunächst ein paar Mal die zum Buch gehörige MP3 anzuhören. Sie schult deine Fähigkeit, dich zu entspannen, und zeigt deinem Gehirn, worum es geht.

Nimm dir ruhig eine Woche und höre diese MP3 Hypnose einmal täglich.

Danach oder auch parallel dazu kannst du beginnen, mit der reinen Selbsthypnose zu arbeiten. Deine MP3 findest du hier:
www.avicosa.de/schwanger-werden/

# Die Struktur der Hypnose

Um eine Trance zu erzeugen, bedarf es einiger Schritte.

1. Einleitung
2. Vertiefung
3. Suggestion/Visualisierung
4. Ausleitung

**Die Einleitung**
Dabei geht es zunächst einmal darum, den Alpha-Zustand zu erreichen.
Wie du dorthin kommst, erkläre ich dir gleich.

**Die Vertiefung**
Nachdem du die Trance mit der Einleitung eröffnet hast, geht es darum, diese zu vertiefen.
Eine Trance verläuft immer in Wellen. Du wirst Momente haben, wo du etwas mehr nach außen fokussiert bist, und Momente, wo du tiefer nach innen fokussiert bist.
Um bei den "höheren" Momenten nicht aus der Trance zu rutschen, ist es gut, sich in eine mitteltiefe Trance-Ebene zu begeben. Dazu musst du gar nicht genau wissen, wo du gerade bist. Du kannst schlicht nichts verkehrt machen, wenn du deine Hypnose vertiefst.
Und je öfter du in diesen Zustand gehst, umso besser wirst du dich darin zurechtfinden.

**Suggestion / Visualisierung**
Dieser Teil ist der Kern der Hypnose. Du bist nun in einer Trance und dein Türsteher ist nicht mehr so kritisch. Es ist übrigens völlig normal, dass du hier noch denken kannst. Und das sollte auch so bleiben. Schließlich musst du dir überlegen, was du visualisieren möchtest bzw. wie deine Suggestionen lauten.
Du kannst hierbei deiner Phantasie freien Lauf lassen.
Mach es richtig, groß und bunt und schön.
Versuche dir alles so intensiv wie möglich, verbunden mit intensiven guten Gefühlen, vorzustellen.
Ich werde dir in den letzten Kapiteln dieses Buches ein paar Vorschläge für passende Visualisierungen geben.


**Ausleitung**
Sobald du fertig bist mit dem Suggestions- und Visualisierungsteil, kannst du wieder aus dem Alpha-Zustand zurück in deinen Alltag kommen. Dazu sagst du jetzt innerlich, dass du gleich bis 3 zählen wirst und dann wieder zurück ins Hier und Jetzt kommst. Du zählst dann bis 3 und öffnest die Augen.


Ich habe diesen ganzen Vorgang an dieser Stelle so einfach wie möglich erklärt. Wie gesagt, mach es nicht komplizierter, als es ist. Sobald du entspannt

bist und mit der Visualisierung und Suggestion beginnst, bist du schon auf dem richtigen Weg. Und dennoch ist es ganz natürlich, dass du dir die Frage stellst, woran du denn eine Trance am besten erkennst.
Es gibt mehrere Hinweise, die dir diese Frage beantworten.

- Der Körper fühlt sich sehr schwer an.
- Man entwickelt eine gewisse Lethargie. Wenn man sich z. B. irgendwo kratzen müsste, hat man keine Lust darauf:
- Man muss häufiger schlucken. Der Körper entspannt sich, die Gefäße weiten sich und dadurch wird mehr Speichel in den Mund befördert.
- Die Atmung ist tief und ruhig.
- Manchmal zuckt ein Körperteil, ähnlich wie wenn man einschläft:
- Durch die Entspannung entstehen Geräusche im Bauchraum.

Wenn du ein paar Mal Hypnose geübt hast, wirst du sehr genau erkennen, ob und auch wie tief du in Trance bist. Hierbei macht die Übung wirklich mal wieder den Meister.

# Viele Wege führen nach Rom

Wie nun schon sehr oft beschrieben, ist die Trance einfach nur ein bestimmter Arbeitsmodus des Gehirns. Deshalb verwundert es nicht, dass es sehr viele Wege gibt, um in eine Trance zu kommen. Die Indianer und Schamanen haben Jahrhunderte lang Trancen durch rhythmisches Trommeln erzeugt. Auch durch Pilze, Pflanzen oder Drogen entstehen Trancen. Auch Meditation oder Gesang kann in Trance führen. Ich möchte dir im Folgenden drei sehr einfache Selbsthypnosetechniken vorstellen, die dich in Trance bringen.


**Body Scan**
Die erste Methode, die ich dir vorstellen möchte, um in Selbsthypnose zu kommen, ist der Body Scan.

Bevor du mit dem eigentlichen Body Scan beginnst, leitest du die Trance ein.

Du suchst dir dazu einen ruhigen Ort, an dem du nicht gestört wirst.
Setze oder lege dich dort hin.

Dann suchst du dir einen Punkt an der Wand oder der Decke, auf den du dich eine Weile konzentrierst.

Das dient der Aufmerksamkeit und sorgt dafür, dass deine Augen müde werden und du die Augen schließen möchtest.

Dann schließt du deine Augen und konzentrierst dich für eine Weile auf deinen Atem. Lass den Atem tief in deinen Bauch fließen. Du musst ihn dazu nicht unbedingt steuern, es reicht wenn du ihn beobachtest.

Damit ist deine Einleitung schon erledigt. Deine Aufmerksamkeit ist nach innen gerichtet und deine Augen sind geschlossen. Du bist auf einem guten Weg in den Alphazustand.

Um diesen noch tiefer werden zu lassen, folgt nun eine Vertiefung.
In diesem Fall der Body Scan.
Dazu konzentrierst du dich nacheinander auf einzelne Körperteile.
Du benennst jedes Körperteil einzeln und denkst:

"Der linke Fuß kann sich jetzt entspannen"

Das sagst du zwei Mal und spürst nach.
Danach gehst du zum nächsten Körperteil über.

Wenn du dich dabei immer entspannter fühlst, bist du auf einem sehr guten Weg. Vergiss nicht, es geht nicht darum, irgendwie "weggetreten" zu sein! Dass du in einer Trance noch denken kannst, ist normal und sinnvoll!

Ansonsten könntest du nämlich nicht mehr darüber nachdenken, wie deine Suggestion lautet.

Im dritten Schritt beginnst du mit deinen Suggestionen, Bildern, inneren Filmen und Gefühlen. Du weißt ja mittlerweile, wie. Und wenn du dies ein paar Mal wiederholt hast, beginnst du mit der Ausleitung, die wie folgt lauten kann:

"Ich zähle jetzt bis 3 und bei der 3 bin ich wieder vollkommen zurück im Hier und Jetzt.

1. ich werde immer wacher
2. werde immer munterer
3. öffne die Augen."

Das kannst du denken oder sprechen, wie es dir gefällt.

**Klassische Einleitung**
Die zweite Methode, dich in Selbsthypnose zu bringen, ist eine ganz klassische Einleitung mit Vertiefung.
Dazu leitest du dich wie gehabt mit der Konzentration auf einen bestimmten Punkt ein. Anschließend vertiefst du deine Trance über das Zählen.

"Ich werde jetzt bis 10 Zählen und mit jeder Zahl gehe ich immer tiefer in die Entspannung.

1. immer mehr entspannt
2. tiefer und ruhiger
3. immer tiefer und ruhiger
4. Entspannung breitet sich in mir aus
5. tiefe Ruhe erfüllt mich
6. tiefer und tiefer
7. jeder Atemzug verdoppelt meine Entspannung
8. doppelt so tief
9. entspannt
10. absolut ruhig"

Du musst dir das nicht merken. Du kannst auch bei jeder Zahl einfach nur das Wort "tiefer" denken. Schau einfach, was dir gefällt und was für dich am besten funktioniert.
Nach deiner Vertiefung kannst du dann wieder mit Suggestion/Visualisierung und guten Gefühlen beginnen.
Danach folgt die Ausleitung.

**Pica-Pica-Atmung**
Die dritte Methode, dich in die Selbsthypnose zu bringen, ist die sogenannte Pica-Pica-Atmung. Pica meint damit die Spitze, also unseren Kopf und unserer Füße.
Dabei beginnst du wieder mit dem Fokus auf einen Punkt an der Wand oder Decke und schließt die Augen.

Deine Vertiefung besteht dieses Mal aus einer bestimmten Atmung.
Stell dir dabei vor, dass du durch deine Schädeldecke einatmest wie ein Walfisch, der ein Loch im Kopf hat, und dass du mit den Fußsohlen ausatmest.
Beim Einatmen schaust du hinter den geschlossenen Augenlidern nach oben Richtung Schädeldecke und beim Ausatmen schaust du hinter den geschlossenen Augenlidern nach unten Richtung Füße.

Du wirst feststellen, dass dies irgendwann ziemlich anstrengend wird. Wenn das der Fall ist, höre einfach auf damit und atme weiter, indem du nur noch deine Aufmerksamkeit nach oben und unten richtest.

Nach einer Weile kannst du einfach nur ein wenig die Ruhe genießen, bevor du zu deinen Bildern, Suggestionen und Gefühlen übergehst.

Danach folgt die Ausleitung.

# Praxisteil

## Bist du bereit für Zauberei?

Okay, ich habe in einem der früheren Kapitel geschrieben, dass Hypnose keine Zauberei ist. Und das stimmt auch. Dennoch fühlt sich der Erfolg, den man mit Hypnose haben kann, manchmal fast so an.
Probleme, mit denen man sehr lange Zeit gekämpft hat, lösen sich plötzlich in Luft auf und man fragt sich, warum sie überhaupt mal da waren.
Die folgenden Hypnosebeschreibungen sollen dir als Inspiration für deine Visualisierung dienen.
Schau einfach, welche davon dich am meisten anspricht, und mach dir dein eigenes Drehbuch, deinen eigenen inneren Film.
Am besten für dich geeignet ist das Drehbuch, das die intensivsten Gefühle in dir wachruft.
Auf geht's:


**Die unsichtbare Nabelschnur**
Stell dir vor, du bist in einer wunderschönen Umgebung.
Vielleicht an einem See oder in einem Park.
Einfach ein Ort, der dir gut gefällt, der Geborgenheit und Schönheit ausstrahlt.
Schau dich an diesem Ort um und halte Ausschau nach deinem Kind.
Vielleicht findest du es irgendwo spielend, vielleicht wartet es schon auf dich.

Dann stell dir vor, wie zwischen deinem Kind und dir eine unsichtbare Verbindung schaffst, so wie eine Nabelschnur.
Spüre diese Verbindung und gibt deinem Kind schon jetzt, was du ihm geben möchtest: Liebe, Zuneigung, Geborgenheit, Schutz.

Diese Vorstellung stärkt deine Zuversicht darin, dass es ein Kind für dich gibt und das ihr bereits verbunden seid. Der Grund für diese Vorgehensweise liegt darin, dass du positive Gefühle erzeugst und an das Thema Kind heften kannst.


**Realistische Darstellung**
Diese Visualisierung ist für die Realistinnen unter meinen Lesern gedacht.
Dabei stellst du dir, wieder verbunden mit den besten Gefühlen, vor, wie deine Schwangerschaft beginnt, verläuft und mit einem prächtigen propperen Baby in deinem Arm endet.
Stell dir vor, wie du diesen positiven Test in den Händen hältst. Bist du allein dabei oder ist jemand in deiner Nähe? Wen informierst du darüber und wie?

Stell dir deinen ersten Termin beim Frauenarzt vor, wie er dir mitteilt, dass alles in bester Ordnung ist. Der erste Ultraschall, bei dem du das Herzchen hüpfen siehst.

Fühl mal über deinen Bauch, der immer größer wird.
Du kaufst die ersten Sachen und beginnst das Kinderzimmer einzurichten.
Welche Vorstellung auch immer dafür sorgt, dass sich das alles ausnahmslos gut anfühlt: Hol sie vor dein inneres Auge und bade richtig darin.

**Realistische biologische Vorstellung**
Eine andere Möglichkeit ist es, noch eine Ebene tiefer zu gehen. Gerade, wenn du mit einer medizinischen Herausforderung zu kämpfen hast, ist das ein Weg, ganz gezielt Signale in dein Unterbewusstsein zu geben.
Stell dir vor, wie ein perfektes Ei in deinem Eierstock heran reift und wie es durch den Eileiter wandert. Auch die Befruchtung und die Zellteilung mit der anschließenden Einnistung an der Gebärmutterwand kannst du dir vorstellen.
Erinnere dich: Dein Unterbewusstsein steuert deine Organmuskulatur. Mithilfe dieser Vorstellung gibst du deinem Körper vor, wohin die Reise gehen soll.

**Bestellung beim Storch**
Hier brauchst du wieder ein wenig Phantasie. Wenn du glaubst, es gibt mehr zwischen Himmel und Erde, als der Mensch begreifen kann, dann wäre diese Hypnose oder etwas Ähnliches genau richtig für dich.

Du kannst dir vorstellen, wie du eine Bestellung beim Storch aufgibst oder einfach eine Bitte ans Universum richtest.
Was so banal daherkommt, hat den Hintergrund, deine Überzeugung zu stärken, dass du ein Kind bekommen wirst. Denn dadurch wird dein inneres System und dein Wahrnehmungsfilter genau darauf eingestellt.

**Das erste Kinderzimmer**
Du kannst dir in der Trance auch vorstellen, wie du das erste Kinderzimmer einrichtest. Das kann sowohl das Kinderzimmer bei dir zuhause sein oder aber schlicht auch deine Gebärmutter. Damit sprichst du sozusagen eine Einladung aus und zeigst deine Bereitschaft, dass es losgehen kann. Diese Variante eignet sich sehr gut, wenn dich Zweifel hin- und herreißen. Damit positionierst du dich, sendest das Signal mit der Richtung, die du haben möchtest in dein Inneres.

**Die weise Frau**
Wenn du ein wenig spirituell oder schamanisch angehaucht bist, kann dir auch die Vorstellung einer weisen Frau helfen. Stell dir vor, du gehst durch einen Wald und triffst auf eine alte weise Heilerin. Frag sie doch einfach mal, ob sie dir helfen kann oder was du tun kannst. Lass dich überraschen, welche Antworten du bekommst.

**Lass dich auswählen**
Im Hinduismus geht man davon aus, dass die Seele unsterblich ist und dass wir in einem anderen Körper wiedergeboren werden. Ein Teil dieser Vorstellung ist, dass sich die Seele die Eltern aussucht. Ich finde diese Idee sehr charmant. Und dir kann sie helfen, indem du dir einfach vorstellst, dass dein Kind auf dich zukommt und dir mitteilt, dass du seine Mama sein sollst.

All diese Visualisierungen sollen dir nur eine Idee vermitteln, wie du mit der Selbsthypnose umgehen kannst. Du kannst selbst eigene innere Bilder erschaffen. Das Wichtigste ist dabei immer noch das Gefühl. Was immer du dir vorstellst, fühle es auch. Präge deinem Unterbewusstsein das Gefühl ein, welches du zukünftig erfahren möchtest.

# Zum Abschluss

Ich möchte mich bei dir zunächst bedanken, dass du mir als Autorin und Therapeutin dein Vertrauen geschenkt hast. Ich hoffe du konntest den einen oder anderen Input für dich mitnehmen. Und ich bin fest überzeugt, dass du einen großen Schritt Richtung Baby machst, wenn du die Methoden dieses Buches auch anwendest.
Ich wünsche dir auf deinem Weg nur das Beste!

Solltest du an irgendeiner Stelle nicht weiterkommen, solltest du auf Blockaden oder große negative Glaubenssätze stoßen, suche dir bitte Unterstützung.
Glaub mir, es macht vieles so viel einfacher, wenn eine Person vom Fach mit dir gemeinsam diesen Weg ebnet.
Falls du Interesse daran hast, diesen Weg mit mir zu gehen, schick mir einfach eine Email und lass uns schauen, wie wir dich am besten an dein Ziel bringen können: info@avicosa.de


PS: Wenn dir dieses Buch gefallen hat, möchte ich dich bitten, es bei Amazon zu bewerten. Du unterstützt dadurch nicht nur mich, sondern auch all deine Leidensgenossinnen darin, den Weg zum Wunschkind zu verkürzen und angenehmer zu gestalten. Hab lieben Dank dafür.

Von Herzen alles Gute für dich und natürlich dein Baby!

Deine Anja Winkelmann

# Über die Autorin

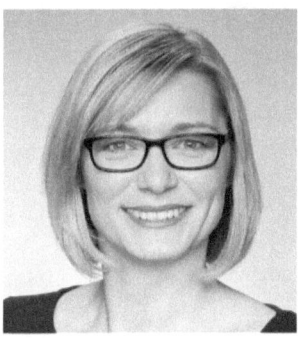

Anja Winkelmann betreibt seit fast 10 Jahren eine Praxis für Psychotherapie und Coaching. In dieser Zeit hat sie tausenden von Menschen geholfen, Veränderungen für ihr Leben umzusetzen.

Als Buchautorin hat sie die Mission, ihr Wissen und die extrem wirksame Methode Hypnose zu verbreiten, damit möglichst viele Menschen davon profitieren können.
Ihre Herzensangelegenheit ist die Veränderung. In der Arbeit mit ihren Klienten erfüllt sie am meisten, wenn Menschen über sich hinauswachsen und staunen, wozu sie in der Lage sind, wenn sie sich erlauben, sie selbst zu sein.

Weitere Bücher der Autorin:

**Stoffwechsel anregen & Hypnose**

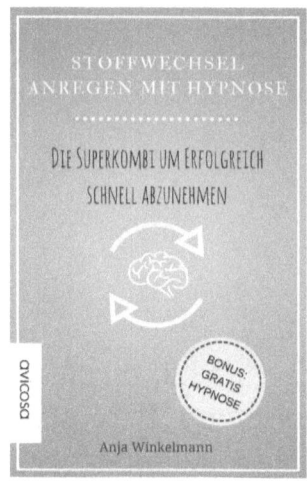

**Die kleine Angst
Gedankenmedizin gegen Glücksblockaden**

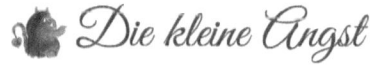

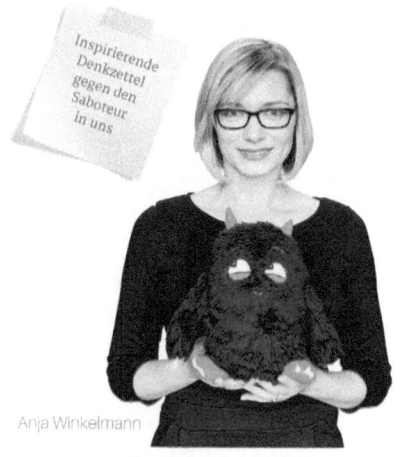

# Wie die kleine Angst groß werden wollte

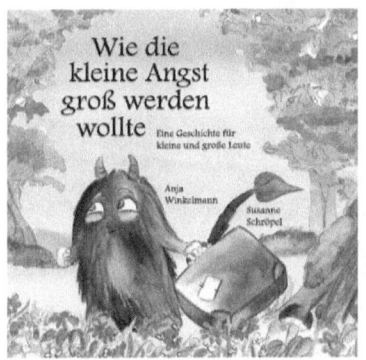

www.ingramcontent.com/pod-product-compliance
Lightning Source LLC
Chambersburg PA
CBHW031430210526
45464CB00005B/2130